『首届经方精英现场交流会』专辑

经方

第5辑

主编 李小荣

中国健康传媒集团
中国医药科技出版社

内 容 提 要

本书编设"经方应用""专病探讨"2个专题，所选文章由"首届经方精英现场交流会"的主要交流内容编辑而成，具有贴近临床、真实客观、经验细致、观点别致的特点，多方位体现了当前经方医学的传承、交流与发展，适合广大临床工作者及经方爱好者阅读参考。

图书在版编目（CIP）数据

经方 . 第 5 辑 / 李小荣主编 . — 北京：中国医药科技出版社，2023.7
ISBN 978-7-5214-3942-7

Ⅰ . ①经⋯　Ⅱ . ①李⋯　Ⅲ . ①经方—汇编　Ⅳ . ① R289.2

中国国家版本馆 CIP 数据核字（2023）第 103339 号

美术编辑　陈君杞
版式设计　也　在

出版　**中国健康传媒集团** | 中国医药科技出版社
地址　北京市海淀区文慧园北路甲 22 号
邮编　100082
电话　发行：010-62227427　　邮购：010-62236938
网址　www.cmstp.com
规格　880 × 1230 mm $\frac{1}{32}$
印张　4 $\frac{1}{8}$
字数　98 千字
版次　2023 年 7 月第 1 版
印次　2023 年 7 月第 1 次印刷
印刷　三河市百盛印装有限公司
经销　全国各地新华书店
书号　ISBN 978-7-5214-3942-7
定价　**29.00 元**

获取新书信息、投稿、为图书纠错，请扫码联系我们。

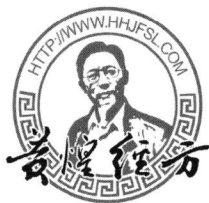

序

经方，是从远古走来的天然药物配方。每首方蕴含着神农尝百草的经验，凝聚着伊尹制汤液的技艺，透发出浓浓的中华民族的生活气息。

经方，是经典的配方。所谓经典，就是指东汉医学家张仲景所撰写的《伤寒论》《金匮要略》中所记载的配方。用清代医学家徐灵胎的话说，"因知古圣治病方法，其可考者，惟此两书，真所谓经方之祖"。

经方，是中医的临床规范。古往今来，凡是名医无不研究《伤寒论》《金匮要略》，擅用经方者无不成为临床高手。"不以规矩，不能成方圆。"从传承学术的角度看，经方是中医入门的最佳路径。当今中医学术的发展，以经方为规范，用经方来纠正乱象丛生的中医，当为很好的选择。

经方，不仅仅是方，还是经方医学的略称。经方医学的本质在于独特的思维方式。"有是证，用是方"，是强调临床用方唯以眼前出现的客观指征为依据，而不是以某种预设的理论或学说为前提。方证相应，是经方医学的灵魂。

经方，也是当今中医界的一个热词。经过国内外有识之士多年的呼吁，也借助互联网的力量，"经方"这个首见于《汉书·艺文志》的名词终于出现在现代人们的视野之中。"春色满园关不住，一枝红杏出墙来"，纵观当今中医界，经方热了！但是，经方的天地里，不仅要有红杏出墙的春景，还要有万木葱茏的夏景，更希望有一个橙黄橘绿、五谷丰登的秋景！经方的应用与研究，是中医学术一个新的增长点，是中医人应该努力开掘的学术领域。

《经方》，是时代的产物。我们希望《经方》能为热爱经方的同道们搭建起一个发表研究成果的学术平台。在这里，可以发表理论探讨、方证研究、文献考证、经典诠释的文章，也可以发表经验交流、医案医话等临床心得。与大家熟悉的黄煌经方沙龙网里的"经方医学论坛"有所不同：网站论坛的氛围是轻松的，以即时性的言论为主，参与对象较宽泛；而《经方》的空气是较为严肃的，以深沉性的学术探讨为主，参与对象较专业。两者的目标统一，形式互补，都是为了经方的推广和发展。

《经方》坚持"不求其全，但求其真"的收录原则，强调科学性，拒绝空谈，多一份严谨，多一点探索，要有浓郁的学术味。《经方》坚持"学术民主，真理面前人人平等"的原则，不论职位职称，鼓励学术争鸣，欢迎有学术新观点的稿件。《经方》倡导经验共享的奉献精神，尊重原创，鼓励创新，重视经方应用的事实和经验，欢迎临床一线人员投稿。

"天街小雨润如酥，草色遥看近却无。"《经方》就是刚刚吐露嫩芽的园地，需要温煦的阳光与和润的雨水。对于《经方》，需要读者多一点鼓励，多一点宽容，更需要多一点关爱和支持。经方的严冬已经过去，经方的阳春已经到来，收获的季节也不会遥远，我们共同期待那金色的秋天！

黄　煌

2023 年 3 月

前言

　　"人心齐、民性刚、敢攀登、创一流"的江阴精神，激励着各行各业的奋进、拼搏，人杰地灵、历史悠久、文化灿烂的江阴孕育了历代名医，如姜礼、姜健、吴达、柳宝诒、薛文元、朱少鸿、朱凤嘉、承淡安等，还有曹颖甫、朱莘农、章巨膺、黄煌等经方大师，因而江阴又被中医业界尊为"中医福地"。"首届经方精英现场交流会"由经方诊疗团与江阴市龙砂学社主办，江阴市留春堂国医馆与苏南经方诊疗团承办，现场交流会邀请了江苏江阴薛蓓云、江苏宜兴陈建芳、江苏昆山王彪、浙江温州朱文宗、马来西亚童耀辉、广西欧柏生、广东欧阳卫权、广州王福强、深圳黎德育、江西李小荣等中年经方医师参加交流。

　　本辑《经方》是由"首届经方精英现场交流会"的主要交流内容编辑而成，交流内容真实可靠、观点别致清新严谨、经验细致贴切临床，整个交流与会诊活动紧凑饱满而精彩，现场交流令人耳目一新、思智宽广，显露出经方临床需要传承、交流、碰撞、补益的紧迫感。感谢到会的各位老师将自己多年学习、实践、研究的成果和经验无私奉献，启迪了大家研究经方、应用经方的思路。这种方式的交流也是中医行业论坛、会议的一次革新性的尝试，感谢江阴市龙砂学社以及留春堂国医馆的支持与帮助，今后的经方交流一定会更精彩！

《经方》编委会
2023 年 3 月

目录

探讨｜专病

经方应用

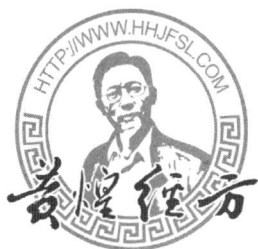

案 1：眩晕案

患者，女，56 岁。初诊日期：2017 年 6 月 7 日。

体貌：肤色黄，眼睑略肿，体形中等偏胖。

患者因眩晕数月于 4 月 22 日至 29 日在神经内科住院治疗，后好转出院（各项检查指标基本正常，无贫血），但仍感眩晕，忽轻忽重，因近日症状加重而求诊。发作时无视物旋转，无恶心，无胸闷、心悸，平素易感乏力，有口臭，二便尚可，睡眠欠佳，梦略多。否认高血压、冠心病史。幼时脑炎史。查体：舌质暗红，舌体偏大，苔净，脉沉。

方用温胆汤合苓桂术甘汤合泽泻汤加川芎，7 剂，代煎服。

处方：茯苓 20g，姜半夏 25g，甘草 3g，枳壳 12g，陈皮 12g，干姜 5g，红枣 10g，竹茹 12g，桂枝 20g，泽泻 30g，白术 20g，川芎 10g。

二诊（6 月 23 日）：眩晕改善 90%，情绪变好。

选方：取一诊方，10 剂，代煎服。嘱服完可停药观察。

按：半夏与桂枝的结合体质，三方完美结合，舌象很典型。

案 2：不寐案

患者，男，48 岁。初诊日期：2017 年 3 月 15 日。

体貌：中等体形，头发较油，双眼皮，发际线较高，颜面秽浊。

主诉：夜寐差 2 个月。患者近 2 个月因家事烦扰而出现入睡困难，眠浅，梦多，早醒，盗汗，白天乏力，略头昏，时感胸闷心悸，胃纳一般，大便易稀，日行1~2次。查体：舌质暗淡，舌体胖大，边有较深齿痕。

方用龙牡温胆汤合苓桂术甘汤加浮小麦，7剂，每剂服2天。

处方：茯苓20g，半夏25g，炙甘草5g，竹茹5g，枳壳5g，陈皮5g，龙骨（先煎）15g，牡蛎（先煎）30g，浮小麦20g，桂枝10g，肉桂（后下）6g，白术20g，茯神10g，干姜5g，红枣20g。

二诊（3月30日）：睡眠明显改善，盗汗消失，头昏减轻，偶感胸闷心悸，大便成形，每日1次为主。舌质同前。用一诊方，10剂，每剂服2天。

三诊（4月18日）：诸症调，心情愉悦，要求巩固疗效。用一诊方，10剂，每剂服2天。

按：典型舌象，温胆汤与苓桂术甘的漂亮结合。

案3：眩晕案

患者，男，39岁。初诊日期：2017年6月3日。

体貌：圆脸，肤白，眉毛黑，中等体形，偏壮实，半夏眼，营养状态佳。

患者头晕多年。近年来头晕反复发作，时伴恶心，时前额头痛；大便易泄，肠鸣较甚，小便调；梦多；皮肤易过敏。否认高血压、高脂血症及糖尿病史。既往带状疱疹史、荨麻疹史。查体：血压135/82mmHg，心率66次/分，舌质淡红，舌体胖大，舌苔净。双下肢无水肿，且肤色白皙。

选方：温胆汤合苓桂术甘汤合泽泻汤加川芎、葛根，10剂，代煎服。

处方：茯苓20g，桂枝20g，白术20g，甘草5g，姜半夏30g，竹茹 10g，陈皮 10g，枳壳 10g，泽泻 25g，干姜 5g，大枣 20g，葛根 60g，川芎 15g。

二诊（6月17日）：头晕明显减轻，无恶心，大便日行 1~2 次，睡眠改善。守一诊方，10 剂，代煎服。

三诊（7月8日）：诸症调，患者舌淡红，舌体略胖，苔薄。再巩固一下。患者很满意，并带妻儿过来一起调理。原方，10 剂，代煎服。

按：又是一例半夏与桂枝的结合体质，三方完美结合，舌象很典型。

案 4：胸痹乏力案

患者，女，67 岁。初诊日期：2017 年 6 月 5 日。

体貌：颜面肤黄，体形中等偏胖，头发花白，表情丰富。体重：68.8kg。

患者胸闷胸痛间作伴乏力数年。近年来时有胸闷胸痛，经常服丹参滴丸，症状略缓解，经检查无明显器质性疾病；平素乏力明显，易打哈欠，鼻干，咽部不适，脚趾冷；胃纳可；大便不成形，日行 1~2 次，小便调；夜寐可。否认高血压、冠心病、糖尿病史。体检示尿酸偏高，白细胞偏低。查体：血压 140/83mmHg，心率 49 次/分。舌质淡红，舌体胖大，边齿痕深。双下肢可见静脉曲张，无水肿。

方用温胆汤合苓桂术甘汤，7 剂，每剂服 2 天。

处方：茯苓 20g，桂枝 10g，白术 15g，甘草 5g，半夏 20g，枳壳 10g，陈皮 10g，竹茹 10g，肉桂（后下）5g，生姜、红枣引。

二诊（6月19日）：胸闷胸痛、乏力明显减轻，鼻干、咽部不适亦好转，仍易打哈欠，大便偏稀。血压 120/70mmHg，心率 50

次／分。一诊方桂枝改为 20g，肉桂改为 10g，白术改为 20g，7 剂，每剂服 2 天。

三诊（7 月 5 日）：诸症均明显好转。血压正常，心率 55 次／分，嘱服完可停药观察。守二诊方，10 剂，每剂服 2 天。

按：半夏体质，水气病，茯苓舌。

案 5：功能性胃肠病案

患者，男，61 岁。初诊日期：2017 年 9 月 4 日。

体貌：体形偏瘦，面部皱纹较多，颜面肤色偏暗。体重：50.7kg。

主诉：少腹发胀 2 个月。病史：近 2 个月以来，患者少腹饱胀不适，饮水后加重，上腹亦隐痛不适，故于 8 月 1 日至 8 月 7 日在消化内科住院治疗，确诊为功能性胃肠病，经治无明显改善而求诊。目前患者仍感少腹饱胀不适，多食后上腹、少腹不适加重，乏力，肠鸣较甚，纳一般，大便偏稀，1~2 日一行，夜寐较差。查体：舌质暗淡，苔中后偏腻，舌体胖大。腹平软。

选方：外台茯苓饮合苓桂术甘汤，7 剂，每剂服 1.5 天。

二诊（9 月 14 日）：少腹饱胀明显好转，上腹不适亦减轻，大便稍成形，仍感乏力，体重 51.2kg。处方：守一诊方，10 剂，每剂服 2 天。

三诊（10 月 13 日）：诸症明显减轻，乏力改善，心情愉快很多。舌质暗淡，苔薄腻润，舌体胖大。体重：53.2kg。守一诊方，10 剂，每剂服 2 天。

按：瘦弱体质的水桂枝，故选择苓桂术甘汤与外台茯苓饮合用来调理胃肠功能紊乱，尤其是对内脏下垂的疗效更佳。

案6：咳嗽案

患者，女，65岁。初诊日期：2016年8月9日。

体貌：肤白清瘦，肌肉偏软，面色有水气，有眼袋。身高160cm，体重50kg。

咳嗽2个月余，加重20天。患者2个月余前出现阵发性咳嗽，痰少，服抗生素、茶碱类等药物后症状无明显改善，胸部CT未见明显异常。近20天咳嗽加重，伴有气急，咳嗽剧烈时伴汗出、脸红明显，严重时口喷舒利迭亦感无效，略胸闷，无心悸，无畏寒发热，无咽痛、鼻塞，自觉舌体肿大，堵塞口腔，胃纳可，易腹泻，小便调，夜寐一般。既往丛集性头痛病史，常服止痛药。查体：血压120/80mmHg，舌质淡红暗，舌体胖大，有齿痕，苔薄腻。

方用苓桂术甘汤合苓甘五味姜辛夏汤。处方：茯苓10g，桂枝20g，白术15g，生甘草5g，五味子10g，姜半夏10g，细辛6g，干姜5g。7剂，每日1剂，每剂服3~4次。

二诊（8月17日）：药后咳嗽明显减轻，但两天前咳嗽加重，咽痒，少许白痰，伴有气急、头痛，咳嗽剧烈时伴汗出、脸红略减，纳眠可，二便调，舌质淡红暗，舌体胖大，苔薄。检查肺功能、血常规、血沉均无异常。处方：守方，茯苓增至20g，姜半夏增至20g，加防风20g，7剂，酮替芬备用。

三诊（8月24日）：咳嗽频率及程度均明显减轻，昨日劳累后咳嗽略加重，咽痒减轻，痰少，多汗减轻，头痛未发作，二便调，纳眠可。前方加党参10g，7剂。

四诊（9月1日）：咳嗽频率及程度均减轻，咽痒好转，痰少，偶气急，头痛时发，未服止痛药，纳眠可，二便正常，舌苔同前。前方加白芷10g，7剂。

五诊（9月9日）：偶咳嗽，无咽痒，无气急，出汗减少，纳可，二便调，眠可，近期服中药期间均未服酮替芬。查体：舌质淡红暗，舌体胖，有齿印，苔薄。守前方，7剂。嘱服完可停药观察。

按：水桂枝体质的咳嗽上气选用苓桂术甘汤合苓甘五味姜辛夏汤治疗呼吸系统疾患效佳。

案7：慢性泄泻案

患者，男，38岁。初诊日期：2015年12月23日。

体貌：中等体形，皮肤偏白，面部潮红。

主诉：大便稀黏伴腹胀3年余。患者大便日行1~2次，不成形，质黏腻，味臭；时有腹胀，乏力头昏，前额为主；胃纳可，小便尚调，夜寐可。叠经中西药治疗但效果不满意。幼时有急性肝炎、胆囊息肉病史。幼时嗜食冰冷之物。两年前肠镜示：未见明显异常。查体：舌质暗，舌体胖大，边齿印甚，舌苔白腻，脉细。腹平软，无压痛，双下肢无水肿。

处方：制附片（先煎）9g，党参15g，炒白术10g，干姜5g，甘草5g，桂枝10g，肉桂（后下）5g。7剂，水煎服，每剂分2日服用。医嘱：平时多食山药，忌海鲜、冰凉之物，勿受凉。

二诊（2016年1月6日）：大便日行1~2次，第1次成形，第2次仍不成形，黏腻；腹胀未作，头昏好转，乏力改善；纳眠可，小便调。舌脉同前。上方加苍术10g，茯苓15g，10剂，水煎服，每剂分2日服。

三诊（2016年2月17日）：大便每日1次为主，第2次较前成形，黏腻好转，头昏偶作，精神状态改善，胃纳可，小便畅，夜寐可，时有盗汗。舌质暗较前好转，舌略胖，边齿印，舌苔薄

白，脉细弦。上方中制附片加量至 15g，10 剂，水煎服，每剂分 2
日服用。

四诊（2016 年 3 月 10 日）：大便每日 1 次为主，时不成形，
小便可；胃纳可，夜寐可。舌质变红，舌胖不明显，边齿印，舌
苔薄黄，脉细弦。除口服上方汤药外，另加服附子理中丸 9g，每
日 2 次。

五诊（2016 年 4 月 1 日）：大便基本日行 1 次，偶不成形，
小便调；精神状态可；纳眠佳。用附子理中丸，每次 6g，每日 3
次。若症状加重，加服第三诊处方的汤药。

按：对于顽固性的泄泻，附子理中丸合苓桂术甘汤为不二
之选。

案 8：抑郁状态案

患者，男，35 岁。初诊日期：2013 年 8 月 15 日。

体貌：皮肤白皙，有眼袋，眼神忧郁，体形偏瘦。

病史：患者心悸，紧张，不愿外出，好担心疑虑，盗汗甚，
大便易泄，日行 1~3 次，紧张后更甚，夜寐差。至心内科就诊服
用美托洛尔控制心率，至心理科就诊服用奥氮平及阿普唑仑后略
有好转，仍感不适。查体：舌质淡，舌体偏大，苔中后白腻，脉
软。脉率 84 次 / 分。血压偏低。

此乃典型的桂枝加龙骨牡蛎汤体质，不过加了水，故选用桂
枝加龙骨牡蛎汤合苓桂术甘汤。

处方：桂枝 10g，肉桂（后下）10g，白芍 10g，炙甘草 5g，
龙骨（先煎）30g，牡蛎（先煎）30g，茯苓 30g，白术 30g，浮小
麦 30g，姜枣自备。

共服 21 剂，患者 9 月 13 日复诊，无特殊不适，自诉所有西

药已停服近 1 个月。

综上所述，苓桂术甘汤可合用温胆汤、泽泻汤、桂枝加龙骨牡蛎汤、外台茯苓饮、附子理中丸等，而治疗的优势病种主要包括功能性胃肠病、神经精神方面失调如眩晕、失眠、抑郁状态等，此与苓桂术甘汤的主治疾病谱息息相关，而合方显然达到了"1+1 ＞ 2"的效果。

复习一下苓桂术甘汤的方证抓手：脸浮舌胖、水停胃肠、水气上冲。其主治疾病谱为：①以眩晕为主要表现的疾病，如耳源性眩晕、高血压性眩晕、神经衰弱性眩晕、低血压、椎 - 基底动脉供血不足；②以心悸为主要表现的各种心脏病，气上冲胸是苓桂术甘汤证的病机所在，起则头眩是本证的特征表现；③以胃中有振水音为特征的疾病，如胃下垂、功能性胃肠病、胃切除术后的倾倒综合征、慢性胃炎、神经性呕吐等；④以咳嗽伴有胸胁部胀满为主要表现的疾病，如支气管炎、哮喘、胸膜炎、心包积液等。

苓桂术甘汤是一张对证方，故临床应用时应严格把握方证的规定。本方证多在慢性病的基础上，遭遇感受外邪、精神刺激、心身疲劳等诱因而引起，具有发作无定时，时好时坏，发作时来势汹汹，但去后则相安无事的特点。故临证时，判断机体是否具有水饮内停证的指征，如眩晕、动悸、小便不利、大便稀溏、胃内振水声、咳嗽、痰多清稀、浮肿倾向、胸胁支满、苔滑等有关键的指导意义。

患者，女，36岁，主诉为左乳房疼痛5年。患者乳房痛而不胀，经前疼痛更明显，触碰不得，无情绪异常，2013年行左乳房纤维瘤切除手术，术后疼痛3个月未发，后逐渐复现左乳房疼痛。2016年3月6日就诊，刻诊：左乳房胀痛，近2周咽痛，无咳嗽；舌质淡红暗嫩，苔白，脉弦细。平素月经正常，有慢性扁桃体炎病史。体查：面颊部黏膜淡嫩，咽部红，充血（+++），双扁桃体Ⅱ度肿大。

中医认为，乳房与肝胃二经关系密切，疾病多从肝胃论治。从本案病机分析，舌质淡嫩，面颊部黏膜淡嫩，属脾寒；咽红，充血（+++），双扁桃体肿大，属胃热；患者情绪无异常，家庭安稳，心态好，睡眠好，胃口好，排除肝系疾病；面色红润，偏胖，无怕冷怕热，排除桂枝体质。因此，此患者与肝经疾病不甚相符，除脉弦细及乳房痛两个肝系疾病的症状以外，其他肝系疾病的症状、体征不明显。据此，笔者未从肝论治，故没有选择柴胡类方，处方选择苓甘五味姜辛汤加减。

一、苓甘五味姜辛汤的方证机制与体质思考

从病机而言，《金匮要略》指出：服用苓桂味甘汤后，"冲气即低，而反更咳，胸满者"，方用苓甘五味姜辛汤。《金匮要略心典》指出该方的病机是：下焦冲逆之气即伏，肺中伏匿之寒饮续出也。黄元御云："咳嗽者，肺胃之病也，胃土上逆，肺无降路，雾气湮塞，故痰涎淫生，呼吸壅碍，则咳嗽发作。且多作于秋冬者，

寒气上逆，而胃之所以不降，全因阳明之阳虚故也。"

综上所述，咳嗽胸满与肺寒有关，肺中伏匿之寒饮为关键因素。体质状态中有寒饮的伏匿，上冲之气缓解后伏匿之寒邪续出，引动了肺气上逆。那么肺中之寒饮续出的状态从何而来？

《内经》云："饮入于胃，游溢精气，上输于脾，脾气散精，上归于肺，通调水道，下输膀胱，水精四布，五经并行，合于四时五脏阴阳，揆度以为常也。"此条文指出了水液代谢的正常生理过程。在病理状态下，如脾胃虚寒，那么脾气散精的"精"即冷精寒饮，上归于肺，则肺的寒饮自然产生。因此，土寒金亦寒，肺中之寒饮"全因阳明之阳虚也"，由此推论，脾胃虚寒是苓甘五味姜辛汤方证的体质状态。

脾胃虚寒导致肺寒，影响肺的宣肃，引起肺气上逆，而出现咳嗽胸满。故此，脾寒及肺是苓甘五味姜辛汤的方证机制。

二、咳嗽胸满的证候特点

《内经·素问》曰："皮毛者，肺之合也。皮毛先受邪气，邪气以从其合也。其寒饮食入胃，从肺脉上至于肺则肺寒，肺寒则外内合邪，因而客之，则为肺咳。"苓甘五味姜辛汤主治咳嗽胸满，其主要病机为脾寒及肺。咳嗽胸满可合并理解，肺中寒饮，壅塞气道，失于肃降，如满而不能入，吸气即咳；咳嗽，多伴咽痒，遇风寒加重，对异味敏感，胸闷偶伴，痰量可多可少，清稀痰少见；舌淡，苔润，黏膜嫩，脉弦细。有虚寒的体质状态，病程长短不一，有用药不效、久咳难愈的病史。

三、以方测证与加减法

再看苓甘五味姜辛汤的组成，该方由茯苓四两、甘草三两、干姜三两、细辛三两、五味子半斤等组成。以方测证，茯苓健脾利水，出现舌质嫩润，笔者常称为茯苓水舌，此为本方证的第一个特点；其二，舌质淡、苔白腻，属寒，黄煌教授称之为干姜舌，用干姜温化，此为第二个方证特点；第三个方证特点是本方用细辛，遵循黄煌教授提出的细辛线规律，因寒水多，舌头泡在水里而膨胀，齿痕连线而形成细辛线，存在于舌边和双颊部，细辛线严重的患者，舌根边或黏膜均可被自己的牙齿咬到。细辛走窜，可化三焦的水饮；五味子敛肺，甘草调中。茯苓水、干姜舌、细辛线，是苓甘五味姜辛汤的三个典型特点，不必悉具。

原文加减：从苓甘五味姜辛汤到苓甘五味姜辛夏杏黄汤，是以病案的形式呈现出来的，呕吐加半夏以水去呕止；但伴水肿，不能加麻黄，不过患者有阳虚，麻黄可解表散阳，为更放心，改为加杏仁；合并胃热的时候，脸色红，此种情况下需加大黄，即苓甘五味姜辛夏杏汤加大黄，欧阳卫权博士曾用此方治疗面部皮疹，亦为脾寒胃热的症状。

笔者经验：此方要点为凡咳嗽，吸气咳嗽明显，符合舌淡、苔润、黏膜嫩特点，用原方效佳，久咳的应用机会更多。若合并外风表证，加生姜、苏叶即可；脾寒及肺为本来的体质状态，邪入化热的话，会出现咽颊充血，加浙贝、牡丹皮、薄荷，即苓甘五味姜辛夏杏汤加浙贝、牡丹皮、薄荷；若脾寒及肺合并胃热，扁桃体红肿，上方加浙贝、牡丹皮、薄荷基础上加石膏清胃热，合并肠燥，脸色红、大便干的情况下可加大黄。从加减选择可见，有纯寒表现，也有寒热错杂表现。

四、苓甘五味姜辛汤的临床应用

明确该方的脾寒及肺病机，掌握方证特点，了解加减法，可有效合理使用苓甘五味姜辛汤。再看篇头的乳痛病案，左乳房疼痛 5 年，咽喉痛 2 周，从舌质淡嫩、颊黏膜嫩，辨证属脾寒；合并咽喉部红，扁桃体Ⅱ度肿大，是属胃热，故见胃纳好，面色红润光泽。本案病机为脾寒胃热，寒热相搏影响了经络的运行，导致乳房疼痛。处方予苓甘五味姜辛汤加减：茯苓 30g，甘草 10g，细辛 5g，干姜 6g，半夏 10g，浙贝 15g，牡丹皮 10g，薄荷（后下）10g，夏枯草 10g，牡蛎（先煎）30g，蜂房 10g。患者无咳嗽，故而不用五味子。7 剂后复诊，左乳房痛和咽痛程度减轻三成，咽充血（++），症状还未全部消失，上方去掉牡蛎，加石膏 30g 清胃热，干姜从 6g 改为 10g，热药和寒药搭配。3 月 20 日三诊，乳房疼痛明显减轻，3 月 18 日来月经，乳房基本不痛，冲凉可触摸，咽喉稍感不适，咽充血（+），大便溏，上方去掉夏枯草，加五味子。

虽然原方加减治疗脾寒及肺的咳嗽胸满，但明白脾寒的体质状态，可扩大苓甘五味姜辛汤的应用。有一位 70 岁的老太太，主诉为舌体黏膜肿胀 1 年。患者口腔壅塞，经常咬到口腔内壁而出现口腔溃疡，口水多，服西药及口腔科治疗无效。大便调。有脑梗死病史。查舌体胖润，舌边嫩，颊部有齿痕，黏膜嫩；舌质淡苔微黄，脉弦细滑。辨证为脾寒体质，上输寒饮。处方：茯苓 30g，甘草 10g，细辛 5g，干姜 10g，半夏 10g，五味子 5g，蜂房 10g。4 剂后症状明显好转，口水减，舌体变小，舌面转干，无咀嚼咬肉。复诊守方 5 剂善后。

笔者还曾治疗一位偏头痛的中年男性，见其舌淡、苔润、黏膜嫩，亦是用此方加柴胡、蔓荆子、川芎而见效。其他疾病，只要判断准方证要点——舌淡、苔润、黏膜嫩，即可运用本方加减治疗。

五、总结

苓甘五味姜辛汤的方证机制为脾寒及肺。脾胃虚寒是其体质状态，茯苓水、干姜舌和细辛线是其方证特点，其临床特征表现为舌淡、苔润、黏膜嫩。掌握其方证机制与特点，可合理运用苓甘五味姜辛汤，拓展疾病谱的范围。其疾病谱包括肺系、脾胃系疾病，可出现咳嗽胸满或喘、胃痛呕吐、头痛等症状，或口腔黏膜病、乳腺疾病等。

【**原文**】妇人宿有癥病，经断未及三月，而得漏下不止，胎动在脐上者，为癥痼害。妊娠六月动者，前三月经水利时，胎也。下血者，后断三月衃也。所以血不止者，其癥不去故也。当下其癥，桂枝茯苓丸主之。（《金匮要略·妇人妊娠病脉证并治第二十》）

【**经典配方**】桂枝、茯苓、牡丹（去心）、桃仁（去皮尖，熬）、芍药各等份。上五味，末之，炼蜜和丸，如兔屎大，每日食前服一丸。不知，加至三丸。

【**经典方证**】妇人宿有癥病，经断未及三月，而得漏下不止。

【**本方提示**】古代的下死胎方，经典的活血化瘀方，适用于以血气上冲、少腹急结、肌肤甲错为特征的瘀血所致疾病。

【**处方剂型**】桂枝 15g，茯苓 15g，赤芍 15g，牡丹皮 15g，桃仁 15g。以水 1100ml，煮沸后调文火再煎煮 30~40 分钟，取汤液 300ml，分 2~3 次温服。也可按照传统做成蜜丸，或装胶囊服用。

【**方证提要**】面色紫红，失眠头痛，腰痛脚冷，唇舌紫暗，腹部充实，左下腹触及抵抗感或有压痛，下肢皮肤干燥者。

《妇人大全良方》将本方称为夺命丹——治妇人小产，下血过多，子死腹中，其人憎寒，手指、唇口、爪甲青白，面色黄黑，或胎上抢心，则闷厥欲死，冷汗自出，喘满不食，或食毒物，或误服草药，伤胎动气，下血不止。若胎未损，服之可安；已死，服之可下。以蜜丸为弹子大，每服一丸，细嚼淡盐汤送下。速进两丸，至胎腐烂腹中，危甚者，定可去除。

《济阴纲目》将本方改丸为汤称为"催生汤"，用于下胎。

《类聚方广义》云：孕妇颠仆，子死腹中，下血不止，少腹挛痛者，用之胎即下，又用于肠风下血皆效。以上诸证，加大黄煎服为佳。

【适用人群】

1.面色紫红（面证）

体格较壮实，面色多紫红或潮红，或暗红，或发青，或面部皮肤粗糙，或鼻翼毛细血管扩张，眼圈发黑，唇色暗红，舌质暗紫或暗淡，舌边瘀紫或舌下静脉充盈、怒张等。

2.少腹急结（腹证）

腹部充实，左侧下腹尤为充实，触之有抵抗或伴有压痛。易伴见便秘、痔疮、腰痛、腿痛、盆腔炎、附件炎以及前列腺病症等盆腰部位的慢性疾病。

3.小腿肤干（腿证）

皮肤干燥，易起鳞屑，尤其是下肢皮肤更为明显，或小腿易抽筋，或不能久行，或下肢静脉曲张，或下肢浮肿，或下肢紧胀沉重感，或下肢皮肤色暗而发黑，或膝盖以下发凉，易生冻疮、鸡眼、皲裂。

4.或然见证（症状）

或漏下不止，或头痛失眠，或悸或烦。

【适用疾病】

以下病症符合上述人群特征者可以考虑使用本方。

（1）以月经淋漓不尽为表现的妇科疾病及一些产后病，如子宫内膜增生、葡萄胎、产后尿潴留、产后子宫复旧不全、胎盘（胎膜）残留所致的产后恶露不尽等。

（2）以腹痛或伴有包块、闭经为表现的各种妇科疾病，如痛经、子宫内膜异位症、胎盘植入、慢性盆腔炎、慢性附件炎、输卵管粘连、输卵管积液、盆腔淤血综合征、子宫肌瘤、多囊卵巢综合征、卵巢囊肿、巴氏腺囊肿等。

（3）以胸闷气喘为表现的疾病，如支气管哮喘、慢性阻塞性肺疾病、肺动脉高压、胸膜炎、胸腔积液等。

（4）以血黏度增高为基础的疾病，如糖尿病、高血压、高脂血症以及心肌梗死、脑梗死、下肢深静脉血栓等各种血管栓塞性疾病。

（5）以便秘、腰痛为表现的男科疾病和肛肠疾病，如慢性前列腺炎、前列腺肥大、精索静脉曲张、痔疮、肛裂、习惯性便秘等。

（6）以便秘、脚冷为表现的各种慢性肾脏疾病，如慢性肾小球肾炎、慢性肾脏病、糖尿病肾病、痛风性肾病、慢性肾功能不全等。

（7）以腰腿疼痛、行走困难为表现的骨关节疾病，如腰椎间盘突出症、腰肌劳损、梨状肌综合征、坐骨神经痛、骨关节炎等。

（8）以下肢疼痛、浮肿、溃疡为表现的疾病，如糖尿病足、下肢溃疡、静脉曲张等。

（9）以局部紫暗凸起为表现的面部慢性疾病，如痤疮、酒渣鼻、睑腺炎、毛囊炎等。

（10）以皮肤干燥脱屑或角化为特征的疾病，如银屑病、脱发、结节性痒疹等。

【加减与合方】

（1）便秘、腹痛、月经不畅，加制大黄。

（2）腰腿疼痛、便秘，加怀牛膝。

（3）痛风性关节炎、腰痛夜重，合大黄附子细辛汤。

（4）腹时痛、四肢冷，合四逆散。

（5）进食后脘胀、嗳气、反流，心下按之满痛者，合大柴胡汤。

（6）脑梗死伴有抑郁失眠者，合柴胡加龙骨牡蛎汤。

（7）面色黄、浮肿貌、腹痛、月经不调者，合当归芍药散。

（8）糖尿病、高血压，肢体麻木疼痛，合黄芪桂枝五物汤。

【注意事项】

（1）适用人群不必多证俱备，但见一二证即可。

（2）本方不宜大剂久服，建议小剂缓服，应中病即止。

（3）虚弱者，食欲不振、易恶心、腹泻者及孕妇慎用。

（4）有凝血功能障碍者及月经过多者忌用或慎用，经期停服。

【病案举隅】

1. 黄煌经方医案：慢性阻塞性肺疾病

患者，男，81岁。初诊日期：2011年6月26日。

体貌：身体瘦长，面色潮红，皮肤白嫩细腻。

主诉：咳嗽、喘息20年，加重伴胸闷气急2年。

病史：患者近20年来咳嗽、喘促反复，经常因感冒诱发，病情逐年加重，近2年来尤甚，常需住院治疗。年轻时嗜烟，不规律服用茶碱类、抗生素等西药，并间断家庭吸氧。就诊时症见：咳嗽不甚，咳痰不爽，胸闷气急，活动则甚；夜寐不能平卧，胃纳可，大便干。

查体：舌红，苔薄白质干腻，前部多条纵向裂纹。全身皮肤满布对称性苔藓样皮损，下肢皮肤干糙开裂如鱼鳞状，伴有色素沉着。桶状胸，腹壁薄而硬。无下肢浮肿。

处方：桂枝 10g，肉桂（后下）10g，赤芍 10g，白芍 10g，牡丹皮 15g，桃仁 15g，茯苓 15g，川芎 15g，丹参 15g。10 剂，水煎服，每日 1 剂，早晚分服。

二诊（8 月 7 日）：共服药 30 剂。药后病情平稳，服药期间未曾住院。喘促、胸闷、气急明显好转，咳嗽减轻，有痰，量不多；夜寐需侧卧；面红减轻，大便增多；舌红，苔薄，前部纵向裂纹多。再予上方 10 剂，水煎服，每日 1 剂，早晚分服。

按：该慢性阻塞性肺疾病患者的"瘀"为一种病理状态，指患者肺循环中肺静脉的动脉血处于充血状态、肺动脉的静脉血处于饱盈状态、整个肺部体肺循环系统的小血管均处于盈瘀痉挛高压状态。

2. 李小荣医案：慢性阻塞性肺疾病

患者，男，66 岁。初诊日期：2012 年 12 月 13 日。

患者慢性支气管炎、肺气肿 30 余年，咽喉部有手术史（具体不详），声音嘶哑费力。现气喘严重，10 米远可听到他拉风箱式的张口呼吸，偶作干咳。口干夜甚，眠差纳可，大便日行 2 次。舌红紫，苔腻，脉来有力，节律规整。

处方：桂枝茯苓丸加丹参，7 剂。

二诊（12 月 20 日）：气喘略减，大便日行 2 次。舌暗紫红，苔厚。守方加川芎，7 剂。

三诊（12 月 27 日）：气喘减轻明显，约 5 米远可听到他拉风箱式的张口呼吸，口干渴，需饮一瓶水方解，大便日行 2 次。脉有力，舌暗红，苔干腻。守方加川芎，7剂。

四诊（2013年1月17日）：停药两周来诊，气喘减，近门约3米远可听到他拉风箱式的张口呼吸，眠差亦有改善，夜口干，大便日行2次，成形。舌紫苔腻。守方7剂。

五诊（2013年1月24日）：症状进一步好转，自觉轻松。苔根腻，舌暗紫。守方7剂。

六诊（2013年1月31日）：气喘较轻，痰多，呈块状。纳眠可，仍有口干，入诊室可听到其呼吸声。大便日行2次，成形，纳眠可。舌暗红，苔腻，脉弦，腹肌紧。守方加熟大黄，12剂。

笔者跟随著名的经方学家陈宝田教授学习，参与编纂《陈宝田教授的经方临床应用》，并将经方运用于疾病的诊治之中，尤其喜擅桂枝类方治疗诸多的疑难杂症，均取得了不俗的疗效。

纵观《伤寒论》不难看出，桂枝汤为仲景群方之魁，仲景方二百余首，其中以桂枝汤加减变化者，约占七分之一，有桂枝汤主方及合方，桂枝汤加方，桂枝汤之变方。因桂枝汤外可祛除六淫病邪，内可祛除痰、瘀、水等病理产物，体现了桂枝之用，本方可表可里，可气可血，可治疗外感及内伤杂病，具有滋阴和阳、调和营卫、增强营卫功能等功效。桂枝汤组方刚柔相济、补散兼施、邪正兼顾，堪称制方之典范。（桂枝汤在《伤寒论》中的地位）

其中桂枝加苓术附汤是笔者在临证实践中常使用的方剂。桂枝加苓术附汤并非《伤寒论》原方，其源于《皇汉医学》，为吉益东洞翁之创方。本方含桂枝、芍药、生姜、茯苓、白术、甘草、附子、大枣八种药物，具体用量为：桂枝、芍药、生姜、茯苓、白术、甘草各二钱；制附子五分（炮，去皮）；大枣十二枚。《药征》曰："桂枝，主治冲逆也，旁治奔豚、头痛、发热、恶风、汗出、身痛；附子，主逐水也，故能治恶寒，身体四肢及骨节疼痛，或沉重，或不仁，或厥冷，旁治腹痛、失精、下利；白术，主利水也，故能主治小便自利、不利，旁治身烦疼、痰饮、失精、眩冒、下利、喜唾；茯苓，主治悸及肉瞤筋惕也，旁治小便不利、头

桂枝加苓术附汤的浅析及病案举隅／王福强

眩、烦躁；芍药，主治结实而拘挛也，旁治腹痛、头痛、身体不仁、疼痛、逆满、咳逆、下利、脓肿；生姜，主治呕，兼治干呕、噫气（嗳气）、干噫（干嗳）、食臭、哕逆；大枣，主治挛引强急也，旁治咳嗽、奔豚、烦躁、身痛、胁痛、腹中痛；甘草，主治急迫，故治里急、急痛、挛急，旁治厥逆、烦躁、冲逆、悸、咳、惊狂、悲伤、痞硬、下利。"

　　刘渡舟教授认为：方中茯苓作用有四，一是甘淡利小便以消水阴而治疗痰饮咳逆；二是养心安神；三是助肺治节之令；四是补脾厚土，为本方之主药。桂枝作用有三，一是温复心阳；二是下气降冲；三是通阳消阴，也为本方主药。茯苓、桂枝相配，则温阳之中以制水阴，利水之中以复心阳。正如叶天士所言："通阳不在温，而在利小便。"白术助茯苓健脾制水，甘草助桂枝以温补心阳。诸药相配，则温阳利水降冲而治"水心病"。桂枝加苓术附汤在煎法、用法方面也颇有讲究，与桂枝汤极为相似，即以水二碗半，煎至一碗，去滓。一日三回，温服。服后须臾，啜热稀粥一碗，以助药力。其八种药物灵活应用可变化为桂枝加苓术附汤。本方由桂枝汤、桂枝加附子汤、桂枝加苓术汤、真武汤、苓桂术甘汤、茯桂甘枣汤及甘草附子汤组成，然其实不出仲景之桂枝加附子汤及桂枝去芍药加茯苓白术汤之合方，以此为基础方。因此，汤本求真提出："故欲熟知本方证者，必先充分了解六方之证，然后综合之而思索研究。"本方应用极广，为个人一日不可或缺要方之一。

　　根据其组方特点，可认为桂枝加苓术附汤是经方的合方变法。汤本求真认为："所谓合方者，集合二方乃至数方内之共通药物及非共通药物而组成一方之法也，若共通药物，用量有多少者，以多量者为合方之量。"若病证繁杂，一方不足以应之，加减亦不足以应之，则不得不有合一方甚至数方之必要，或有兼用丸散之必要。在临床应用方面，谨记《伤寒论》所云"病皆与方相应者，乃服之"，即近代我国盛行的方证相应理论。方证相应是指一首方剂内的药味及其配伍关系与其针对的病证病机之间具有高度的对应性。证的病机决定了方药的选择，而方中的药物配伍关系总是对应于病证的病机，方证相应强调了方药与病证之间的内在关系，即方剂的功用是特定方药与特定病证之间相互作用的结果，方药—机体的密切关联是中医辨证论治中的重要特征。《伤寒论》的条文，多以病机（病因）、证候、方剂序列，以示方证相应，不悖病机。因此，根据方证相应的药证原则，可认为桂枝加苓术附汤是在方证基础上合并出现某药药证，即在桂枝汤方证的基础上复合了附子证、白术证和茯苓证。本方方义复杂，因而临床应用范围也广大。

《伤寒论》第12、13条记载："太阳中风，阳浮而阴弱，阳浮者热自发，阴弱者汗自出，啬啬恶寒，淅淅恶风，翕翕发热，鼻鸣干呕者，桂枝汤主之。""太阳病，头痛、发热、汗出、恶风，桂枝汤主之。"因此《中医十大类方》总结桂枝证即为发热感，身热感，甚或自汗易出汗，恶风关节痛，对寒冷敏感，腹部上冲搏动悸，易惊，烘热失眠。这与黄煌教授提出的桂枝汤方证（发热自汗恶风，肌挛拘急悸上冲，脉浮虚缓大无力，苔薄白，舌质暗淡红）如出一辙。除此之外，《中医十大类方》还提出桂枝体质：形瘦肤白纹理细，肌肉较硬肌表湿，腹部扁平腹肌紧，唇淡红暗目有神，舌体柔色暗淡，舌面润苔薄白，各种汗证接踵来。敏感寒冷及疼痛，易感伤风心悸动，易肌挛，易便秘，睡眠浅，或多梦，桂枝类方投多中。

《伤寒论》中桂枝用量最多为5两，有1方，乃温阳、平冲逆的桂枝加桂汤；温心阳、祛风湿痹痛用4两；一般用2~3两，用3两者17方，用2两者7方；最少用6铢，有1方。按柯雪帆先生所研究的"1两=15.625g=24铢"，现代临床常用量为6~9g，必要时可以用至12~30g。关键是辨证正确，配伍合理，用得好往往可以出奇制胜。其禁忌情况为阳盛气浮、里有火热者不能用。《伤寒论》曰："桂枝下咽，阳盛则毙。"另外，湿热证一般不用，"若酒客病，不可与桂枝汤"。肠燥津枯者不用，桂枝附子汤证中"若其人大便硬，小便自利者，去桂加白术汤主之"。《药性集要便读》云："舌绛、神昏、发斑、鼻衄、血热症皆忌用。"

《伤寒论》第28条："服桂枝汤，或下之，仍头项强痛，翕翕发热，无汗，心下满，微痛，小便不利者，桂枝去桂加茯苓白术汤主之。"后世对于此条有两点争论：一是有无表证；二是方药为桂枝去桂加茯苓白术，还是桂枝汤加茯苓白术，抑或桂枝去芍药加茯苓白术。成无己言："头项强痛，翕翕发热，虽经汗下，为邪气仍在表也。心下满，微痛，小便利者，则欲成结胸。今外证未罢，无汗，小便不利，则心下满，微痛，为停饮也。与桂枝汤以解外，加茯苓白术利小便行留饮。"在《伤寒论》基础上有人总结提出，白术证即水气内停、腰痛、小便自利或不利、大便干结；茯苓证即口渴、小便不利、目眩、心悸、心下胀满。从药证方面分析，除桂枝汤证、白术证和茯苓证外，还当见有附子证。《伤寒论》中相关条文有："太阳病，发汗，遂漏不止，其人恶风，小便难，四肢微急，难以屈伸者，桂枝加附子汤主之。""伤寒八九日，风湿相搏，身体疼烦，不能自转侧，不呕，不渴，脉浮虚而涩者，桂枝附子汤主之。"黄煌教授以《伤寒论》为纲提炼出桂枝加附子汤方证——皮肤湿冷汗，脉弱浮大见，关节痛四肢挛；体痛手足冷，寒疝腹中痛，舌淡脉沉迟。桂枝加附子汤是治疗太阳病发汗太过，损伤阳气，表阳虚弱，卫外不固的阳虚漏汗之方，方中以桂枝汤调和营卫，以制附子温经复脉、固表止汗，以达到调和营卫，补阳敛汗的作用。正如刘渡舟教授在其《伤寒论通俗讲话》里所言："阳虚出汗，非附子不能止。"在《日医应用汉方》中汤本求真着重强调："附子一物，乃当心力沉衰、脉象沉微弱迟，将脱之候，兼发恶寒，或厥冷，直觉不全麻痹，或沉重疼痛，或挛急，或腹痛，或下利，或浮肿，或失精之一二证至数证之时而应用者也……在于此症，呼气寒冷，而舌不生苔（舌无苔，其色恰如混合墨汁而湿润者）且湿润，肌肤粟起、厥冷，腹部软弱无力，而尿色清白者也。"桂枝加苓术附汤临床应用于各种神经痛、痛风、痛痹等疼痛症，概对末梢的知觉过敏而用；其次应用于热性及炎性疾患之心脏作用亢进及神经性心悸，谓其镇痛及解热之效，又于心脏之脏器的变化，及浆液膜之炎性渗出物，为利尿药而用。

除桂枝加附子汤、桂枝加苓术汤外，本方还包含茯苓、芍药、生姜、白术、附子，亦蕴含真武汤精神；又以茯苓、桂枝、白术、甘草，故寓苓桂术甘汤之方义。

《伤寒论》第82、316条："太阳病发汗，汗出不解，其人仍发热，心下悸，头眩，身𰾈动，振振欲擗地者，真武汤主之。""少阴病，二三日不已，至四五日，腹痛，小便不利，四肢沉重疼痛，自下利者，此为有水气，其人或咳，或小便利，或下利，或呕者，真武汤主之。"黄煌教授提出真武汤方证——真武汤证神亦萎，下身清冷倦欲寐，更见畏寒四肢冷，脉微沉伏细弱推。"伤寒，若吐、若下后，心下逆满，气上冲胸，起则头眩，脉沉紧，发汗则动经，身为振振摇者，茯苓桂枝白术甘草汤主之。""心下有痰饮，胸胁支满，目眩，苓桂术甘汤主之。"黄煌教授提出苓桂术甘汤方证——心下动悸或眩晕，气上冲胸振水音，腹部软弱胸胁满，小便不利或浮肿；或为水气病。"风湿相搏，骨节疼烦，掣痛不得屈伸，近之则痛剧，汗出短气，小便不利，恶风不欲去衣，或身微肿者，甘草附子汤主之。""发汗后，脐下悸者，欲作奔豚，茯苓桂枝甘草大枣汤主之。"

日本汉方界也对桂枝加苓术附汤证进行了深入探讨，如吉益东洞《方机》所云："湿家骨节疼痛者，或半身不遂、口眼歪斜者，或头疼重者，或身体麻痹者，或头剧痛者，桂枝加苓术附汤主之。"折衷派代表浅田宗伯也曾运用桂枝加苓术附汤成功治疗法国公使的顽固性腰背痛而一举成名，均可作为本方治疗腰椎间盘突出症的参考。《日医应用汉方释义》中记载本方的适应证——头痛、眩晕、脑出血、半身不遂、颜面神经麻痹、眼疾、耳鸣、慢性支气管炎、心脏功能不全、肺气肿、喘息、慢性胃疾患、脚气、麻痹性疾患、神经痛、痹痛、梅毒性骨痛、痛性溃疡、骨及关节结核等。笔者在临床中常将桂枝加苓术附汤用于眩晕、心悸、水肿、奔豚、风湿痹痛、甲状腺功能减退症等虚寒性证候的疾患，尤以眩晕效果明显。

笔者运用陈宝田教授自拟之镇眩汤治眩晕，经临床反复应用，取效颇好，现分享给大家。镇眩汤为《伤寒论》经方苓桂术甘汤合四物汤加生龙骨、生牡蛎、泽泻而成，以眩晕、心悸、多梦易惊、耳鸣少寐、胸胁胀闷、气短而咳为辨证要点，但不必悉具。眩晕伴贫血是本方理想的适应证。处方：桂枝、白术、生地、炙甘草、白芍各10g，茯苓、当归、川芎各12g，生龙骨（先煎）、生牡蛎（先煎）、泽泻各 30g。其功效为温化痰饮、健脾除湿、活血补血、镇惊息风。现病案举隅如下。

案 1 患者，女，60 岁。初诊日期：2015 年 6 月 2 日。

临床表现：头眩，心悸，气上冲心，脐下悸动；眠差，纳差，大便秘结。舌淡胖，边齿痕，苔厚水滑，脉沉细。

辨证：阳虚水泛证。治法：温阳化气行水。方用桂枝加苓术附汤加味。处方：桂枝 20g，白芍 30g，生姜 30g，大枣 10g，炙甘草 10g，肉桂（后下）10g，茯苓 30g，泽泻 30g，白术 30g，生龙骨（先煎）30g，生牡蛎（先煎）30g，真沉香（后下）10g，紫石英（先煎）30g，砂仁（后下）10g，姜半夏 30g，生姜 30g，熟附子（先煎）30g。7 剂，每日 1 剂，水煎服。

二诊（6 月 10 日）：患者因误食生冷而出现胃脘疼痛，脐下悸动；失眠，情绪波动明显，常焦虑抑郁。因此上方加：干姜 30g，荜茇 30g，炒白胡椒 6g，良姜 30g，元胡 30g，檀香（后下）10g，小茴香 30g，细辛 10g，枣仁 30g，川椒 10g，九香虫 10g，槟榔 30g。3 剂后痛止，仍守上方继续服用。

案 2 患者，女，26 岁。

患者眩晕 3 年余，与情志因素有关，轻则自觉头重脚轻，伴浮空感，重时视物旋转，伴耳鸣、恶心、呕吐。查体：两眼水平震颤，面色淡而无华，舌淡，有齿痕，苔白，脉细无力。前庭功能检查诊为梅尼埃病。曾静脉点滴低分子右旋糖酐治疗，效果不理想，上述症状反复出现，后用桂枝加苓术附汤加泽泻 15g 治疗。服 7 剂后，症状明显缓解，眩晕减轻，余症消失，继服 10 剂症消，痊愈出院。随访半年未复发。

综上所述，桂枝汤类方所治极广，加减一味药所主证候就大相径庭。但究其根本病机为阴阳不足，阴不涵阳，阳不秘藏，外不足以强营卫，内不足以固精气。因此在临床具体应用时应详审病机，随证加减，此所谓"观其脉证，知犯何逆，随证治之"，是仲景乃至中医治病之精髓。

（聂玲辉、伍志勇协助整理）

参考文献

［1］江长康. 方证相应运用浅识［J］. 河南中医，1997（06）：327-328+382.

［2］谢鸣."方证相关"逻辑命题及其意义［J］. 北京中医药大学学报，2003（02）：11-12.

根据现有的文献记载，小阴旦汤出自于《辅行诀》，被收录在外感天行病方一篇中，其组成是黄芩三两、芍药三两、生姜二两、炙甘草二两、大枣十二枚，主治天行身热、汗出、头目痛、腹中痛、干呕、下利。

从组成上看，可以将其理解为黄芩汤加生姜，也可看作桂枝汤去桂加黄芩。小阴旦汤与以上两方皆只有一味之差，若从书中所记载的主治症状来看，与桂枝汤更是相近。

此方为笔者临床上的常用方之一，是用以调理湿热体质的首选方剂，其方证抓手有两方面且必须将二者相结合。第一点是黄芩汤的体征——或大便黏腻，或唇红，或口干、咽干、舌红或苔腻；第二点是桂枝汤的症状——烘热、畏风、自汗或盗汗、脉缓（这里的缓脉指的是脉体而非脉速），或干呕，或头目身痛，或腹痛，或下利不爽。以上两点体征与症状同时出现便可使用小阴旦汤。

从体征来分析，小阴旦汤的病机主要是湿热内蕴。湿热内蕴而向外蒸腾则可导致烘热、汗出等症状，湿热扰乱胃肠则导致干呕、腹中痛、下利不爽，甚则更能动血。桂枝汤的外证是因为感受风邪而起，小阴旦汤的桂枝汤疑似症乃是湿热在里向外发越而致，临床需辨别清楚。

个案参考

案 1 患者，女，36 岁。初诊日期：2016 年 1 月 9 日。

患者自诉平日畏热畏风，常自汗，易疲劳，劳则头痛，手足汗多，时而四肢冰凉。其脉象浮缓，笔者首先想到桂枝汤，但结合舌象，患者舌暗红，苔薄黄，且大便黏腻不爽，便觉不妥。恰逢那段时间读《辅行诀》而想起了小阴旦汤，从当时患者的体质情况分析相当适合此方，遂嘱咐其服药1周后无论有效或无效均须复诊，同时对其坦白开此方的用意在投石问路，患者表示理解并愿意配合。

颗粒剂处方：黄芩10g，白芍10g，赤芍10g，生姜10g，大枣10g，炙甘草10g。每日3次，每次3g，温水冲服。因患者多受头痛困扰，便倍用芍药且赤白芍同用。第2周，患者应约复诊，服药期间基本感觉良好，症状基本消失。后嘱患者继续服用此方直至舌质转淡为止，前后2个月左右，停药后随访4个月，症状未复发。

案2 患者，男，15岁。初诊日期：2016年2月25日。

患者1年前阑尾手术后，频繁腹痛，发作时多伴呕吐；汗出不畅，大便溏黏；舌红，苔薄黄，脉浮缓。体形瘦，说话声音低怯，神情疲惫；面色暗，黑眼圈较深；平时胃口不佳也不爱运动。予颗粒剂处方如下：黄芩15g，白芍15g，生姜10g，大枣10g，炙甘草10g。每日3次，每次3g，温水冲服。服药2个月左右，腹痛未发作，大便成形，胃口和面色亦改善。停药后随访4个月，症状未复发。

案3 患者，女，57岁。初诊日期：2016年3月19日。

患者近1周睡眠不佳，咽中有痰；晨起双手僵硬，大便黏腻不爽；舌暗，苔白腻，脉浮数。

颗粒剂处方如下：黄芩15g，白芍15g，生姜10g，大枣10g，炙甘草 5g，桔梗 5g。每日 3 次，每次 3g，温水冲服。1 周后复诊：症状减轻许多，原方继服 1 周。后患者未再复诊，因而不知其症状是否完全消除。

案 4　患者，女，34 岁。初诊日期：2016 年 7 月 9 日。

患者产褥期因过度进补而痔疮发作，内痔脱出，疼痛难忍；大便黏腻；舌暗红，苔白滑，脉缓。

颗粒剂处方如下：黄芩 10g，白芍 10g，生姜 10g，大枣 10g，炙甘草 10g，当归 10g。每日 3 次，每次 3g，温水冲服。1 周后复诊：痔疮已收缩，疼痛消除。效不更方，继予原方 2 剂以巩固疗效。

小结

随着社会的发展、饮食文化的兴盛，人们多食膏粱厚味、嗜食辛辣，后天湿热体质的形成已经是一种趋势，此方在改善湿热体质方面有极好的效果。笔者浅试本方，对其临床适应证的认识还有待提升，希望将来可以吸收众多同道的经验而将小阴旦汤更广泛地应用于临床。

柴胡桂枝干姜汤见于《伤寒论》第147条：伤寒五六日，已发汗而复下之，胸胁满微结，小便不利，渴而不呕，但头汗出，往来寒热，心烦者，此为未解也，柴胡桂枝干姜汤主之。

本方组成：柴胡半斤，桂枝三两（去皮），干姜二两，栝楼根四两，黄芩三两，牡蛎二两（熬），甘草二两（炙）。

本方用法：上七味，以水一斗二升，煮取六升，去滓，再煎取三升，温服一升，日三服。初服微烦，复服，汗出便愈。

历来医家对本方证的理解莫衷一是，对本方证的临床应用发挥不多。笔者近年来运用本方治疗临床各科疾病，获得良好效果。现不吝抛砖引玉，谈谈个人对本方证特点及临床应用的一些粗浅体会。

一、各家解说

首先就本方条文中出现的各个证候，以及本方的病机、治法、用药，通过分析对比古今各家之解说，作一总结归纳。

（一）证候

1.胸胁满微结

成无己：胸胁满，微结——邪气犹在半表半里之间，为未解也。

喻嘉言：少阳证尚兼太阳，所以误下而胸间微结也……以里证未具，故从和解之法。

柯琴：反下之，胸胁满微结——是系在少阳矣。

尤在泾：汗下之后，胸胁满微结者——邪聚于上也。

徐灵胎：微结，小便不利，渴——以上皆少阳证。

胡希恕：伤寒五六日，虽已发汗，病不解则常传入少阳柴胡汤证。而复下之，因使邪热内陷，虽胸胁满未去，但已微结。

聂惠民：胸胁满微结——是少阳气机有所郁结，结者不甚。

汤本求真：已发汗而复下之——此误治，为因本来体质薄弱，致成胸胁满微结以下之变证。胸胁满微结，胸胁苦满之轻微者。

结论：胸胁满微结属少阳证。

2. 小便不利

成无己：小便不利而渴者——汗下后，亡津液，内燥也。

尤在泾：小便不利，渴而不呕者——热胜于内也。

徐灵胎：微结，小便不利，渴——以上皆少阳证。

胡希恕：津液不下——故小便不利。

聂惠民：汗下之后，三焦失畅，津液亏少——则小便不利。

汤本求真：小便不利——为心脏之衰弱。

结论：小便不利一症，或因亡津液；或因热胜；或因津液不下；或因心脏衰弱（即阳虚），各家有分歧。

3. 渴而不呕

成无己：若热消津液，令小便不利而渴者，其人必呕，今渴而不呕，知非里热也。

尤在泾：小便不利，渴而不呕者——热胜于内也。

胡希恕：津液虚少，热更伤津致燥——故渴而不呕。

聂惠民：气不化津，津不上承——则口渴；津液亏少，并无水停，病邪未及胃脘——故不呕。

汤本求真：渴而不呕——胃内有虚热，非水毒上攻于口腔也。（有栝楼根，而无半夏、生姜。）

结论：渴而不呕一症，有认为非里热者；有认为是热胜于内；有认为是伤津所致；有认为是津不上承；有认为是胃内虚热。各家认识是有差别的。

4. 但头汗出

成无己：伤寒汗出则和，今但头汗出，而余处无汗者——津液不足，而阳虚于上也。

尤在泾：但头汗出而身无汗，往来寒热，心烦者——为未欲解。

徐灵胎：但头汗出——阳气上越。

胡希恕：气冲于上——故但头汗出。

聂惠民：阳郁不得外越，上蒸于头——故但头汗出。

汤本求真：但头汗出——水毒于头部而使脱汗也。（含桂枝甘草汤、牡蛎。）

结论：但头汗出一症，或认为是阳虚于上；或认为是阳气上越；或认为气上冲；或认为阳郁；或认为是水毒于上。各家解说仍有差别。

5. 往来寒热、心烦

成无己：往来寒热，心烦者——邪气犹在半表半里之间，为未解也。

尤在泾：往来寒热，心烦者——为未欲解。

胡希恕：往来寒热、心烦——为柴胡证还未解。

聂惠民：邪气进退在少阳表里之间——故往来寒热而心烦。

汤本求真：往来寒热——少阳证；心烦者——病毒侵入头脑。

结论：各家大都认为往来寒热、心烦证候属于半表半里之少阳，没有分歧。

（二）病机

成无己：邪气犹在半表半里之间，为未解也。

喻嘉言：少阳证具，已经汗下，而太阳未罢。

柯琴：尚在太阳界；是系在少阳矣。

尤在泾：夫邪聚于上，热胜于内，而表复未解。

徐灵胎：皆少阳证。

胡希恕：病不解则常传入少阳柴胡汤证。

聂惠民：汗下两伤，气津均损，邪热内传，病入少阳。

汤本求真：此误治，为因本来体质薄弱，致成变证。

结论：各家对于本方证属于少阳证基本没有疑义，但对于是否兼有其他各经的看法，却是有差异的。有认为或兼太阳，或兼阳明，或兼太阴等。

（三）治法

成无己：以解表里之邪，复津液而助阳也。

喻嘉言：故从和解之法。

尤在泾：是必合表里以为治。

聂惠民：一则和解少阳枢机，一则益气以化生津液。

结论：本方证之治法为和解少阳，这一点各家都无疑义，但是否兼有解表、清里、生津液、祛饮，则有疑义。

（四）方药

各家对方中各药味之功用的解说，亦有部分之差异。现罗列于下，以供参考。

1. 成无己《注解伤寒论》

柴胡、黄芩——热淫于内，以苦发之，以解传里之邪。

桂枝、甘草——辛甘发散为阳，以散在表之邪。

牡蛎——咸以软之，以消胸胁之满。

干姜——辛以润之，以固阳虚之汗。

栝楼——津液不足而为竭，苦以坚之，以生津液。

2. 喻嘉言《尚论篇》

小柴胡方中减半夏、人参，而加桂枝——以行太阳。

加干姜——以散满。

栝楼根——以滋干。

牡蛎——以软结。

3. 柯琴《伤寒来苏集》

心烦不呕而渴——故去参、夏加栝楼根。

胸胁满而微结——故去枣加蛎。

小便虽不利而心下不悸——故不去黄芩、不加茯苓。

虽渴而表未解——故不用参而加桂。

散胸胁之满结——以干姜易生姜。

初服烦即微者——黄芩、栝楼之效。

继服汗出周身而愈者——姜、桂之功也。

4. 尤在泾《伤寒贯珠集》

柴胡、桂枝——以解在外之邪。

干姜、牡蛎——以散胸中之结。

栝楼根、黄芩——除心烦而解热渴。

炙甘草佐柴胡、桂枝——以发散；合芩、栝楼、姜、牡蛎以和里，为三表七里之法也。（七表三里法：属表里双解法，柴胡桂枝汤；三表七里法：也属表里双解法，柴胡桂枝干姜汤。）

5. 徐灵胎《伤寒类方》

胸胁满——用牡蛎。

渴——故用栝楼。

而不呕——故去半夏、生姜。

但头汗出——阳气上越，用牡蛎。

往来寒热——用柴、芩。

心烦者——黄芩、牡蛎。

6. 胡希恕《经方传真》

此柴胡去半夏加栝楼汤的变剂。

黄芩苦寒，伍干姜之辛温——以理微结。

栝楼根之润，得牡蛎之收——更能止渴。

桂枝、甘草——治气冲兼和外。

人参补中、大枣壅满均非微结所宜——故去之。

7. 聂惠民《聂氏伤寒学》

柴胡、黄芩——和解少阳之邪。

加栝楼根——生津止渴。

牡蛎——开胸胁微结。

桂枝——散外邪。

干姜——辛散胸胁之微结，又制黄芩、栝楼根之苦寒。

桂枝、甘草——辛甘理阳。

甘草、干姜——温中复阳。

此方与大柴胡遥相呼应。大柴胡——少阳兼阳明胃家实热；柴桂姜——少阳兼太阴脾家虚寒。

8.汤本求真《皇汉医学》

渴而不呕——胃内有虚热，非水毒上攻于口腔也。（有栝楼根，而无半夏、生姜。）

但头汗出——水毒于头部而使脱汗也。（含桂枝甘草汤、牡蛎。）

往来寒热——少阳证，是柴胡证之治处。

心烦者——病毒侵入头脑，主以牡蛎为治者也。

二、笔者观点

（一）本方证归经

综合分析以上各家论述，笔者认为本方方证归经，当归属少阳经，兼夹太阳未解，同时又兼入太阴，故属于太阳、少阳、太阴并病方证。《伤寒论》曰："伤寒五六日，已发汗而复下之……此为未解也。"此即言太阳表证尚未解，故方中取桂枝配甘草，以散在表之邪（如成无己所言）；同时，因不恰当地"发汗而复下之"，导致阳气受损，病入太阴，故配干姜、甘草（即干姜甘草汤），以复其阳。有学者认为本方证为厥阴方证，笔者不同意此观点。因为本方仅仅配伍干姜，药在温太阴之阳。若言入厥阴，当配伍附子为是，观乌梅丸方药物配伍特点，其理自明。

（二）如何抓本方主证

什么是主证？主证是指决定全局而占主导地位的证候。抓主证，也就是抓辨证的"眼目""关键点"。对于柴胡桂枝干姜汤而言，什么是主证呢？各家都有不同的观点与经验。如刘渡舟教授认为下利、后背痛为本方主证；郝万山教授认为应抓住胁痛、口渴、便溏诸症；聂惠民教授认为，除条文所立症状外，还有胁痛连背、胁痛连腰、手指发麻、脉弦而缓、舌苔白滑、舌质淡嫩等症，可作为临床抓主证的关键点；胡希恕教授认为，本方主证为小柴胡汤证而见口干渴明显，但呕不明显，心下微结，气上冲或外不和者。

笔者认为，本方证辨证之关键，在于认识到本方适合慢性虚弱状态的患者。所以笔者常谓，本方为很好的慢性疲劳修复剂。日本汉方家汤本求真曾言："一般衰弱慢性病者，患本方证甚多。"其道出了本方证的核心，即本方证适合偏衰弱慢性病者，突出的表现为疲倦，所以疲倦是本方证首先要抓的"眼目"。其次，就是口干，或咽干，或汗出，尤其是头汗出。这是由于津液不足、虚热在上所致。再者，就是微结，它往往表现为心下或胁肋的胀满不适。微结，表示症状不是特别严重。临床上患者多见肝胆或脾胃系的不适，如上腹部胀满、心下压痛等。最后，就是心烦，患者往往表现出情志方面的症状。综合起来，大致就可以判断出本方证。至于大便稀溏或干结，并非本方证辨证必备之症状，但患者多见大便稀溏。

从体质虚实状态来看，柴胡桂枝干姜汤是《伤寒论》柴胡剂中最虚弱的一个方子，柴胡剂体质状态由实到虚可以排出以下次序：大柴胡汤＞柴胡加龙骨牡蛎汤＞四逆散＞柴胡加芒硝汤＞小柴胡汤＞柴胡桂枝汤＞柴胡桂枝干姜汤。

（三）本方临床应用

1. 古代应用

古籍中对本方应用的记载，远比小柴胡汤、大柴胡汤等柴胡剂少很多。如《外台秘要》记载以本方治寒疟：本方治疟，寒热微热，或但寒不热，服一剂如神。《类证活人书》记载以本方去黄芩治妇人伤寒寒热如疟者：干姜柴胡汤去黄芩，主治妇人伤寒，经水方来初断，寒热如疟，狂言见鬼者。《古方家训》记载以本方治疗赤白带下日久者：久患赤白带，身疲乏力，往来寒热而渴者。《类聚方广义》记载较为详尽，点出本方重点治疗各种病症慢性日久衰弱者：瘰疬、肺痿、肺痈、痈疽、瘰疬、痔漏、结毒、梅毒等病经久不愈，渐就衰惫，胸满干呕，寒热交作，动悸烦闷，面无血色，精神困乏，不耐厚药者，宜此方。

2. 笔者临床应用

笔者经多年临床实践体会到，本方证目前还是很常见的。笔者使用本方治疗各科疾病，取得很好的疗效。本方证常见于以下疾病。

（1）外感发热，或长期低热。

（2）肝胆病、胃肠病。

（3）颈椎病、腰椎病。

（4）糖尿病、糖尿病周围神经病变。

（5）多发性硬化症、吉兰－巴雷综合征。

（6）更年期综合征。

（7）产后诸症：产后抑郁症、产后手足麻木。

（8）心理疾病：各种神经症。

（9）男科疾病：慢性前列腺炎、性功能异常、精液不液化、精子质量低下、滑精等。

（10）皮肤病：痤疮、毛囊炎、荨麻疹、带状疱疹神经痛、系统性红斑狼疮皮肤病变、干燥综合征皮肤病变。

（11）各类疾病出现慢性虚损状态、亚健康状态（疲倦、汗出、口干、疼痛、便溏等）。

本方常与以下经方或时方合用，如：柴胡桂枝干姜汤合真武汤、柴胡桂枝干姜汤合当归芍药散、柴胡桂枝干姜汤合桂枝茯苓丸、柴胡桂枝干姜汤合泻心汤、柴胡桂枝干姜汤合当归赤小豆散、柴胡桂枝干姜汤合二加龙骨牡蛎汤、柴胡桂枝干姜汤合生脉散、柴胡桂枝干姜汤合交泰丸、柴胡桂枝干姜汤合补阳还五汤。

3. 医案举例

案 1：肺炎后低热不退

患者，女，56 岁。

低热 1 个月不退来诊。患者 1 个月前发热、咳嗽，X 片报告：左下肺炎，经抗生素及中药治疗后出院，一直低热不退。初诊时因电话询诊，给予小柴胡汤合桂枝加葛根汤 2 剂，未效。

二诊时见：发热，T 37.8℃，发热时头部汗出多，咽干，轻微咳嗽；怕风，背怕冷；口苦，胃纳欠佳；后头痛，后颈部疲累，手臂酸软；长期失眠难寐，二便可；舌淡暗胖大，尖稍红，苔中根淡黄厚而润，脉沉细。给予柴胡桂枝干姜汤合真武汤：熟附子（先煎）30g，白术 20g，茯苓 30g，白芍 15g，柴胡 25g，桂枝 15g，干姜 15g，黄芩 10g，生牡蛎（先煎）15g，花粉 15g，炙甘草 15g。3 剂。

服药后发热即退，T 36.6℃，背怕冷消，后头痛减轻，咳嗽少痰，咽干痒稍痛。改予苓甘五味姜辛夏杏汤：茯苓 25g，五味子 15g，干姜 15g，细辛 12g，生半夏 15g，杏仁 15g，炙甘草 15g，前胡 10g，苏叶 15g，防风 15g。2 剂。

服药后好很多，四诊再加射干 10g，余症均愈。

案 2：心理障碍

患者，男，17 岁。

患者情志抑郁，闭门不愿与人沟通，易激惹、焦躁、恐惧，拒绝去学校读书，对所有事情失去兴趣，严重失眠。曾就诊西医，诊断：抑郁症（恶劣心境）、焦虑症等，经西药治疗不效。舌偏胖大，舌边稍红，苔中淡黄，脉弦细。

初诊予柴胡加龙骨牡蛎汤：柴胡 25g，黄芩 10g，桂枝 10g，茯苓 45g，法半夏 25g，生龙骨（先煎）30g，生牡蛎（先煎）30g，熟大黄 5g，党参 10g，生姜 10g，大枣 20g。服用 20 余剂后，睡眠稍有改善，余改善不明显。

复诊，给予柴胡桂枝干姜汤合真武汤：柴胡 20g，桂枝 10g，干姜 10g，黄芩 10g，生牡蛎（先煎）30g，生龙骨（先煎）30g，花粉 15g，熟附子（先煎）30g，白术 20g，茯苓 30g，白芍 20g，炙甘草 12g。7 剂。药后睡眠好很多，心情也好些。后以此方连续服用，先后加入淡竹叶 15g，五味子 5g，炒黄连 3g，石菖蒲（后下）5g。

诸症均明显改善，睡眠正常，焦躁明显好转，较前开心很多，与人沟通较顺畅（仍时有易激惹），愿意去学校上学。父母对此效果很满意，也要求服中药调理身体，辨证均属柴胡桂枝干姜汤合真武汤证，服药后效佳。

案 3：滑精

患者，男，46 岁。初诊日期：2014 年 6 月 4 日。

滑精频作 1 年余。患者平素疲倦甚，背冷如冰；心悸，睡眠差，夜间易醒；纳可，大便可；舌暗胖大，有齿印，苔白，脉弦。有"大三阳"病史。方用真武汤合柴桂姜汤。处方：柴胡 15g，桂枝 10g，干姜 15g，黄芩 10g，牡蛎（先煎）30g，龙骨（先煎）30g，白术 30g，茯苓 30g，炙甘草 15g，熟附子（先煎）30g，白芍 25g，肉桂（后下）5g。水煎服，共 7 剂。

二诊（6 月 18 日）：疲劳、背冷、滑精明显好转，心悸未作。处方：柴胡 20g，干姜 15g，黄芩 10g，牡蛎（先煎）30g，制巴戟天 30g，龙骨（先煎）30g，白术 30g，茯苓 30g，炙甘草 15g，熟附子（先煎）30g，白芍 25g，肉桂（后下）10g。水煎服，共 7 剂。

三诊（6 月 25 日）：背冷、疲倦好转，心悸未作，睡眠时欠佳。稍口苦，苔中淡黄厚腻。中药处方：柴胡 20g，干姜 15g，黄芩 10g，牡蛎（先煎）30g，泽兰 15g，龙骨（先煎）30g，白术 30g，茯苓 30g，炙甘草 15g，熟附子（先煎）30g，白芍 25g，肉桂（后下）10g，佩兰（后下）15g。水煎服，共 7 剂。

四诊（7 月 2 日）：病情明显好转，疲劳好转，滑精明显好转，心悸未作，背冷未出现。处方：柴胡 20g，干姜 15g，黄芩 10g，牡蛎（先煎）30g，佩兰（后下）15g，龙骨（先煎）30g，白术 30g，茯苓 30g，炙甘草 15g，熟附子（先煎）30g，白芍 25g，肉桂（后下）10g。水煎服，共 14 剂。

后守方加减，间断服药至 2014 年 10 月 8 日复诊，病情稳定，滑精、心悸未作，背不冷，精神疲倦好转，前后判若两人。

案4：口干

患者，女，65岁。

口干1年来诊。患者经检查排除糖尿病、干燥综合征等。有高血压并接受西药降压治疗。口干，夜间口干甚，需要含水于口中方舒；夜间足心热，平素疲倦，怕冷甚，睡眠差，烦躁；舌淡红，苔白，脉细略弦。方予柴胡桂枝干姜汤加味。处方：柴胡15g，肉桂（后下）5g，干姜5g，黄芩10g，生牡蛎（先煎）30g，生龙骨（先煎）30g，花粉15g，炙甘草6g，炒黄连6g。7剂。

二诊，药后口干减轻2成，精神稍好转，怕冷稍减；仍睡眠差，烦躁。前方加黄连阿胶汤：柴胡15g，肉桂（后下）5g，干姜5g，黄芩10g，生牡蛎（先煎）30g，生龙骨（先煎）30g，天花粉15g，炙甘草6g，炒黄连12g，白芍5g，阿胶9g，鸡子黄2枚。14剂。后久未复诊，直至1年后的2015年3月，患者以高血压、胃不适来诊，诉服前方后口干完全治愈，睡眠也好很多。

案5：带状疱疹神经痛

患者，女，62岁。

右侧额部水疱疼痛10余天来诊。患者10余天前右侧额部出现水疱，疼痛甚。外院诊断带状疱疹，给予抗病毒、止痛西药治疗，水疱基本干涸，疼痛稍减。现仍疼痛时甚，伴双侧淋巴结肿痛；全身酸痛，疲累，怕吹空调；头汗多，易紧张；胃胀，胃纳差；大便次数多，不成形；舌暗，苔少而干，脉沉细弦。给予柴胡桂枝干姜汤加减：柴胡15g，桂枝10g，干姜10g，黄芩10g，生牡蛎（先煎）15g，生龙骨（先煎）15g，花粉10g，陈皮5g，山楂15g，炙甘草6g。7剂。

二诊时疼痛即减轻7~8成，精神好转，余症均有改善。再服7

剂，疼痛消失，余诸症亦明显改善。

案6：痤疮

患者，女，26岁。

面部痤疮反复多年。患者自2012年8月外派至印度尼西亚后，饮食及工作压力改变，导致痤疮爆发，当地医院给予抗生素、激素、抗过敏药物治疗未效，后又转治于华人中医诊所，给予补肺气、清热解毒中药治疗，仍无好转，症状持续加重，整个面部红肿，大量脓疱、结节及溃烂流脓水。通过网络发电子邮件求诊。

患者信中描述自己：平素很怕冷，冬天全身冰冷，尤其是手脚从未热过；冬天从不食水果和冷水之类，食后即不适；以前的舌苔偏黄，来印度尼西亚之前吃了一颗安宫牛黄丸，舌苔便再也未黄过，直接变成白色的；大便正常，基本每天早上一次；经常压力很大，很晚才睡。饮食一直以来都比较清淡，喜欢吃蔬菜，很少吃油炸食物；面色偏黄，略粗糙，面部很油，属于油性肌肤。

方用柴胡桂枝干姜汤合当归芍药散、薏苡附子败酱散。处方：柴胡18g，黄芩10g，肉桂（后下）6g，干姜10g，生牡蛎（先煎）20g，天花粉12g，当归10g，赤芍9g，白芍9g，白术15g，泽泻18g，川芎9g，茯苓15g，熟附子（先煎）3g，生薏苡仁30g，败酱草10g，炙甘草9g。7剂。

后患者来信诉服7剂中药后，效果很好，鼓出来的脓包慢慢消失，也很少长出新的脓包。最关键的是，身体较前舒服很多，舌苔没有以前那么白。近期大便稍不成形，每次少量偏稀，每天数次。从患者发来的照片分析，其面部红肿及大量脓疱、结节全部消退，仅遗留较多的痘印、瘢痕。

黄煌教授在《经方使用手册》里认为本方是古代精神神经心理病用方，传统的安神定惊解郁方具有抗抑郁、改善焦虑情绪、镇静、安眠、抗癫痫等作用，适用于以胸满、烦、惊、身重为特征的疾病。

一、经典配方

柴胡四两，龙骨、黄芩、生姜（切）、铅丹、人参、桂枝（去皮）、茯苓各一两半，半夏二合半（洗），大黄二两，牡蛎一两半（熬），大枣六枚（擘）。上十二味，以水八升，煮取四升，内大黄，切如棋子，更煮一两沸，去滓，温服一升。本云柴胡汤，今加龙骨等。

二、原文

伤寒八九日，下之，胸满烦惊，小便不利，谵语，一身尽重，不可转侧者，柴胡加龙骨牡蛎汤主之。

注：读原文时，要把下之、胸闷、烦、惊分开来读，就更能发现其内涵。现代应用多去铅丹。

三、药剂分析

本方可看作一个合方，包含小柴胡汤、大黄甘草汤、桂枝加龙骨牡蛎汤、半个苓桂术甘汤。从组方来看，有小柴胡的适应证，有食后即吐的大黄甘草汤适应证，有虚劳动悸的桂枝加龙骨牡蛎汤适应证，有治疗水饮的苓桂剂适应证，所以治疗范围极为广泛。

柴胡：药材以北柴胡为优，常用的野生柴胡有山西、河北承德、内蒙古海拉尔、集宁（红柴胡质量也好）等硬苗柴胡。《神农本草经》认为柴胡味苦，平，主心腹、肠胃中结气，饮食积聚，寒热邪气，推陈出新。其多用于：胸胁苦满配伍黄芩、半夏等，如小柴胡汤多次提到胸胁满、胁下硬满等，柴胡加龙骨牡蛎汤提到胸满、烦惊等；往来寒热如小柴胡汤，口苦咽干；退热通便如大柴胡汤等。

黄芩：以野生黄芩为好。《神农本草经》认为其味苦，平，主诸热，黄疸，肠澼，泄痢，逐水，下血闭，恶疮，疽蚀，火疡。黄芩主要用于：和解少阳与柴胡配伍，如大柴胡汤、小柴胡汤、柴胡加龙骨牡蛎汤等；清热和血与芍药配伍，如黄芩汤；清热泻痞与黄连配伍，如泻心汤类、葛根芩连汤等；降火止血与黄连、大黄配伍，如三黄泻心汤。

半夏：以野生旱半夏最好。《神农本草经》认为其味辛，平，主伤寒，寒热，心下坚，下气，喉咽肿痛，头眩，胸胀，咳逆，肠鸣，止汗。半夏用于降逆止呕，如小半夏汤、小柴胡汤、柴胡加龙骨牡蛎汤也有止呕的作用；涤饮开结，如半夏配生姜消散水气、配干姜温化寒饮、配黄连泄热豁痰；行气消痞，配人参如泻心汤类、旋覆代赭汤。

龙骨：以五花龙骨为上品。《神农本草经》认为其味甘，平，主心腹鬼疰，精物老魅，咳逆，泄痢脓血，女子漏下，癥瘕坚结，小儿热气，惊痫。龙齿主小儿、大人惊痫，癫疾，狂走，心下结气，不能喘息，诸痉。杀精物。久服轻身，通神明，延年。

龙骨主惊悸而脉芤动者。（黄煌《张仲景50味药证》）龙骨主治脐下动也，旁治烦惊失精。〔（日）吉益为则《药征》〕

牡蛎：主伤寒寒热，温疟洒洒，惊、恚、怒气。除拘缓，鼠瘘，女子带下赤白。久服强骨节。

牡蛎主治惊悸，口渴而胸胁痞硬者。(黄煌《张仲景50味药证》)主治胸腹之动也，旁治惊狂烦躁。〔(日)吉益为则《药征》〕

四、适应证

肝郁气滞，湿郁不化，三焦失其运化之职，胸满烦惊，卧起不安，脉弦紧者。可应用于神经官能症、癫痫、血管神经性头痛、三叉神经痛、风湿性舞蹈症、脑血管意外后遗症、梅尼埃病、心律失常、冠心病、慢性盆腔炎、遗尿等属于肝郁气滞、湿郁不化、上热下寒者。(朱进忠《难病奇治》)

柴胡加龙骨牡蛎汤所治疗的病症非常广泛，内、外、儿、妇、五官都会涉及。凡肝郁气滞，三焦失司，上火下寒，或夹杂水饮者，或感冒、肺炎等西医用激素、抗生素治疗后，遗留心烦易怒、失眠多梦、面红等均有应用的机会。

五、柴胡加龙骨牡蛎汤的常用加减与合方

(1) 失眠多梦，做噩梦，常梦到逝者，加鬼箭羽。

(2) 心烦易怒，脉弦滑数者加黄连、竹茹、栀子；烘热汗出的更年期表现者加知母、黄柏、生地、磁石。

(3) 盗汗明显者加鹿衔草。

(4) 习惯性头痛、紧张性头痛、偏头痛者加葛根、大剂量川芎，或合散偏散。

(5) 心胸中烦闷者加栀子、豆豉。

(6) 伴咽喉异物感、胃脘胀满合半夏厚朴汤。

(7) 神经性皮炎辨证后加皮科用药。

（8）白带多属于上火下寒者，效果良好，可以加虎耳草，或苍术、黄柏，下寒重者合真武汤。

（9）伴有盆腔炎属于瘀血者合桂苓丸，也可合归芍散，寒湿合薏苡附子败酱散。

（10）斑秃，对于精神紧张、失眠、焦虑所致的脱发有效，可以加桑叶、黑芝麻。

（11）癫痫或小儿抽动秽语综合征，夜间磨牙，多动，神经性尿频，均有一定效果，重者可以合用风引汤。

（12）以乏力为主诉者，尤其是年轻人，用柴牡汤多效。

（13）外感后，诸多躯体不适，或使用激素后出现的面红、失眠等症。

（14）牙痛，上火下寒者有效。伴虚火上炎者合独活补元饮，即独活、补骨脂、玄参。

（15）嗜睡，但睡觉质量不高，用柴牡汤多效。

（16）胃脘胀满。

（17）糖尿病、高血压等。

六、医案举隅

案1 患者，女，53岁。初诊日期：2016年2月18日。

患者45年前（1971年）因蛔虫性肠梗阻行手术治疗，术后肠粘连；36年前（1980年）行卵巢囊肿手术；腰椎间盘突出史20年；合并慢性浅表性胃炎，子宫腺肌病，月经半载有余一行。咽喉有痰，胸闷，胃脘胀满，嗳气；后背痛，颈部酸，转头颈部响；怕冷，纳可，大便每日3~4次，不稀；早晨大便时腹痛，烘热汗出，心烦易怒，失眠多梦，每天梦到逝者；遇事心悸，小腹压痛；

舌苔白厚，齿痕舌，脉沉紧。处方：柴胡 12g，黄芩 10g，姜半夏 15g，甘草 6g，党参 15g，龙骨（先煎）20g，牡蛎（先煎）15g，桂枝 10g，茯苓 15g，大黄 3g，鬼箭羽 15g，厚朴 15g，苏叶 10g，干姜 10g，白术 15g，制附子（先煎）6g。

二诊：胃脘痞满，嗳气，心烦易怒均减；服药后做梦减少，未梦到逝者。大便每日 2~3 次，无腹痛。原方继续服 7 剂。

案 2 患者，女，57 岁。初诊日期：2015 年 6 月 14 日。

患者失眠，胸闷心烦，乏力；面部热、红；胃脘隐痛，有压痛；舌苔黄白相间，右脉沉弦，左脉沉弦细。处方：柴胡 15g，黄芩 10g，姜半夏 15g，甘草 10g，龙骨（先煎）20g，牡蛎（先煎）20g，桂枝 10g，茯苓 15g，大黄 10g，党参 15g，栀子 10g，大枣 15g，生姜 3 片。7 剂。

二诊（6 月 19 日）：左脉沉弦，右脉沉细，咽喉干痒咳嗽，余症均减。上方大黄改为 5g，加川椒 6g。7 剂。

案 3 患者，女，35 岁。初诊日期：2016 年 9 月 14 日。

患者睡眠不佳，甚至通宵不眠；倦怠乏力，纳可；黄褐斑，腰痛；咽喉红痛，口干，眼干，有痰；大便可；舌苔白，有齿痕，脉沉弦紧。处方：柴胡 12g，黄芩 10g，姜半夏 10g，甘草 10g，北沙参 15g，桂枝 10g，茯苓 15g，龙骨（先煎）20g，牡蛎（先煎）20g，大黄 4g，桔梗 10g，生石膏（先煎）30g。7 剂。

9 月 16 日患者微信诉既往昼夜无眠，服药第一天夜间睡眠极佳，第二天白天仍睡不醒。口干已好，眼干减轻。患者谓此乃神药！

案 4 患者，女，35 岁。初诊日期：2016 年 2 月 27 日。

患者手足冷汗多，情绪不稳定即见汗出；盗汗，被褥潮湿，如同遗尿；严重时手部滴水；失眠怕冷，食欲一般，近 2 个月食油腻，大便稀，腰酸痛；下肢稍肿，既往肿甚；月经正常；舌苔白，脉左沉细、右沉弦底力不足。处方：柴胡 12g，黄芩 10g，姜半夏 15g，甘草 10g，党参 15g，龙骨（先煎）15g，牡蛎（先煎）15g，茯苓 15g，猪苓 15g，泽泻 18g，白术 15g，桂枝 10g，大枣 15g，生姜 3 片。7 剂。

二诊（3 月 5 日）：右脉沉弦，左脉沉细。盗汗稍减，腰酸。既往晕厥病史。处方：柴胡 12g，黄芩 15g，姜半夏 15g，甘草 10g，党参 15g，龙骨（先煎）15g，牡蛎（先煎）15g，茯苓 15g，猪苓 15g，泽泻 18g，白术 15g，桂枝 10g，大枣 15g，黄芪 20g，当归 10g。7 剂。

三诊（3 月 19 日）：右脉沉弦缓，左脉沉细滞。盗汗减轻，睡眠可，下肢浮肿减，情绪激动易汗出，纳增。处方：柴胡 12g，黄芩 15g，姜半夏 15g，甘草 10g，党参 15g，龙骨（先煎）20g，牡蛎（先煎）20g，茯苓 15g，猪苓 15g，泽泻 18g，白术 15g，桂枝 10g，大枣 15g，大黄 5g，鹿衔草 30g。7 剂。

四诊（3 月 26 日）：口干，大便每日 2~3 次；汗出稍黏，手足躯干皮肤干；舌苔白，右脉沉弦尺弱，左脉沉细。处方：柴胡 12g，桂枝 10g，干姜 5 g，天花粉 20g，黄芩 10g，牡蛎（先煎）20g，甘草 10g，大枣 20g，浮小麦 30g。7 剂。

五诊（4 月 9 日）：汗出甚少，近 2 年时见小腹抽痛，既往 2 小时失明史；右脉沉紧尺弱，左脉沉稍细滑。处方：柴胡 12g，桂枝 10g，白芍 15g，鹿衔草 30g，黄芩 15g，山海螺 30g，牡蛎（先煎）20g，甘草 10g，大枣 20g，浮小麦 30g，粳米 30g，制附子（先煎）6 g，姜半夏 10g。7 剂。

案5 患者，男，28岁。初诊日期：2016年1月15日。

患者常右侧偏头痛，既往1个月疼痛1次，现1周约疼痛2次，早晨有预兆，中午加重，下午头痛伴有恶心，牵引眼眶痛；盗汗较重，睡1小时左右出汗，已持续1~2年；口干，咽喉红；舌尖红点，舌苔白，脉右沉弦、左沉细弦。处方：柴胡15g，黄芩15g，姜半夏15g，甘草10g，党参15g，龙骨（先煎）20g，牡蛎（先煎）20g，大黄6g，桂枝10g，茯苓15g，川芎10g，桔梗10g，生石膏（先煎）40g，郁李仁10g，香附10g，炒白芥子5g。7剂。

二诊（1月22日）：脉沉弦数，汗出大减，头痛止，但头蒙，余可。处方：柴胡15g，黄芩15g，姜半夏15g，甘草10g，党参15g，龙骨（先煎）20g，牡蛎（先煎）20g，大黄6g，桂枝10g，茯苓15g，川芎20g，桔梗10g，生石膏（先煎）40g，郁李仁10g，香附10g，炒白芥子5g，葛根30g。7剂。

三诊（1月29日）：上周疼痛2天，不重，口苦；颈部酸痛，前额痛；脉沉紧，舌苔白。处方：柴胡15g，黄芩20g，姜半夏15g，甘草10g，党参15g，龙骨（先煎）20g，牡蛎（先煎）20g，大黄6g，白芷10g，桂枝10g，茯苓15g，川芎30g，郁李仁10g，香附10g，炒白芥子5g，葛根40g，麻黄10g，白芍20g。7剂。

案6 患者，女，33岁。初诊日期：2016年3月13日。

患者产后1年，后背痛，时头晕，妊娠期贫血；胃脘不适，春天易打喷嚏；2月28日服桂枝汤合半夏厚朴汤；后头痛，嗜睡，倦怠乏力；纳可，大便可，小便不利；食木耳则腹痛，体质敏感，食冷物牙酸痛；脉左沉弦、右沉弦无力。处方：柴胡12g，黄芩10g，姜半夏10g，党参15g，甘草10g，桂枝15g，白芍15g，大枣20g，生地15g，当归15g，川芎10g，骨碎补15g，玄参15g，独活

15g。7剂。

二诊（3月20日）：上午后头痛重，乏力；不欲食，心烦易怒；舌尖红，脉左沉紧缓、右沉紧。处方：柴胡12g，黄芩10g，姜半夏15g，甘草10g，党参15g，龙骨（先煎）20g，牡蛎（先煎）20g，大黄6g，茯苓15g，桂枝10g，厚朴12g，苏叶10g，栀子10g，生姜3片。7剂。

三诊（3月27日）：头痛大减，精神转佳；食冷物则牙痛，不欲食，心烦易怒好转；大便通畅；舌尖红，苔白，脉右沉弦、左沉紧。处方：柴胡12g，黄芩10g，姜半夏15g，甘草10g，党参15g，龙骨（先煎）20g，牡蛎（先煎）20g，大黄6g，茯苓15g，桂枝10g，厚朴15g，大枣20g，苏叶10g，炒神曲15g，生麦芽30g，生姜3片。7剂。

案7 患者，女，54岁。初诊日期：2016年3月8日。

患者胃脘胀满，食生冷油腻后尤甚；便秘多年，近期大便2日一行，不成形，且不通畅；头发80%变白；小便频数，夜尿4~5次，溲时伴灼热感，小便气味大；睡眠一般；汗出胸口凉，胸闷心悸；绝经1年；脉右沉弦缓、左沉缓。处方：柴胡15g，黄芩10g，姜半夏15g，甘草6g，党参15g，龙骨（先煎）20g，牡蛎（先煎）20g，桂枝10g，茯苓15g，牡丹皮15g，赤芍15g，桃仁15g，厚朴15g，苏叶10g，连翘30g，生姜3片。7剂。

二诊（3月15日）：胸闷心悸、胃脘胀满大减；尿频减少，灼热感减轻，大便不畅；汗出减少，怕冷；舌苔白，脉右沉弦、左沉弦缓。处方：柴胡15g，黄芩10g，姜半夏15g，甘草6g，党参15g，龙骨（先煎）20g，牡蛎（先煎）20g，桂枝10g，茯苓15g，牡丹皮15g，赤芍15g，桃仁15g，厚朴15g，苏叶10g，连翘30g，百合 20g，生姜 3 片。7 剂。

三诊(3 月 22 日)：尿频、尿痛减轻，小便异味减轻；睡眠好，情绪稳定；胸闷，有口臭；舌苔白，脉沉紧。处方：柴胡 15g，黄芩 10g，姜半夏 15g，甘草 6 g，党参 15g，龙骨（先煎）20g，牡蛎（先煎）20g，桂枝 10g，茯苓 15g，牡丹皮 15g，赤芍 15g，桃仁 15g，厚朴 15g，苏叶 10g，连翘 30g，车前草 30g，蒲公英 30g，生姜 3 片。7 剂。

带状疱疹是由水痘-带状疱疹病毒引起的急性感染性皮肤病，临床以簇集性疱疹、带状分布、单侧排列、伴有剧烈的神经痛为特点。笔者应用柴瓜蝎汤治疗带状疱疹，在缩短病程、缓解神经痛方面取得满意的疗效，兹介绍如下。

在长期临床实践中，笔者发现绝大多数带状疱疹患者发病后伴有胸胁苦满、口干、口苦、纳差等小柴胡汤证，发病部位多为胸胁部、头额部、腰腹部、肩颈部等柴胡带，所以柴胡类方治疗带状疱疹应用的机会非常之多。柴瓜蝎汤由小柴胡汤合瓜蒌红花甘草汤化裁加全蝎、徐长卿组成。小柴胡汤，源自东汉张仲景《伤寒杂病论》，具有和解少阳、疏肝和胃降逆、扶正祛邪之功效；瓜蒌红花甘草汤源自明朝孙一奎《赤水玄珠·医旨绪余》，由瓜蒌、红花、甘草3味药组成，用治胁间疱疹其效如神。柴瓜蝎汤具有疏肝清肺、解毒润肠活血之功，方中徐长卿则源自笔者父亲应用蛇药治疗各种皮肤病的经验，取其祛风化湿止痛之功；方中全蝎源自朱仁康先生应用一味全蝎治疗带状疱疹疼痛的经验，全蝎具有息风镇痉、攻毒散结、通络止痛之功，治疗带状疱疹取其强大的止痛之功。柴瓜蝎汤组成：柴胡12~30g，黄芩12~15g，甘草10g，瓜蒌壳30~60g，瓜蒌仁30g，红花8g，全蝎3g，泽泻15~30g，徐长卿（后下）15g。

全方具有和解少阳、清热利湿解毒、活血通络止痛之功，主治带状疱疹（蛇串疮）以及带状疱疹后遗神经痛。带状疱疹水疱结痂后多合用血府逐瘀汤；经常腹

柴瓜蝎汤治疗带状疱疹应用体会 ／ 欧柏生

055

泻者，去瓜蒌，加五苓散；夜尿多，困倦疲乏者，加真武汤；气短懒言者加补阳还五汤；头面部疱疹患者加川芎 15g；疼痛剧烈者重用附子（15~60g）和细辛（6~12g）；大便秘结臭秽者加大黄 5~10g。

在临床中笔者还配合外治法，应用蛇串疮外用方〔徐长卿（后下）30g、马齿苋 30g、蒲公英 30g、地龙 30g、冰片 2g（兑）〕，水煎液冷湿敷，可较快使水疱结痂，缩短带状疱疹病程，并有较好的止痛疗效。在临床屡用屡效，单用也有不少治愈的病例。

病案 患者，男，52 岁。初诊日期：2010 年 8 月 12 日。

患者因左头部疱疹伴剧烈疼痛 7 天就诊，7 天前左头部出现簇集性丘疹、水疱，左眼轻度肿胀伴剧烈疼痛，遂就诊于县医院口服伐昔洛韦片、转移因子口服液和外用中药（具体药物不详）治疗后，水疱结痂，但疼痛不减，呈闪电痛或刀割样疼痛，阵发性疼痛，且左眼睑高度红肿，渐无法睁眼，内心高度恐慌。刻诊：左眼高度红肿，无法睁眼，左头部簇集性结痂，覆大量黑色中药；患者高大体壮实，平素身体健康；发病以来因剧痛几乎彻夜难眠，心烦易怒；口苦；纳差；小便黄，大便为条状；无明显恶寒发热和身体疲倦等症；舌微红，苔微黄，脉弦数。

处方：

（1）内服方，予柴瓜蝎汤：柴胡 15g，黄芩 15g，甘草 10g，瓜蒌壳 30g，瓜蒌仁 30g，红花 8g，全蝎 3g，泽泻 30g，川芎 15g，徐长卿（后下）15g。3 剂，每日 1 剂，水煎服。

（2）外用方，予蛇串疮外用方：徐长卿（后下）30g，马齿苋 30g，蒲公英 30g，地龙 30g，冰片 2g（兑）。3 剂，每日 1 剂，水煎液冷湿敷，每次 15~30 分钟，不拘次数，用完为止。

复诊（8月15日）：结痂已完全脱落，轻度色素沉着斑；左眼红肿已完全消失。患者非常高兴，要求再开7剂内服中药巩固治疗。

半个月后电话随访，病告痊愈，神经痛未复发。

一、医案举隅

案1：乳腺恶性肿瘤案

患者，女，48岁。身高1.59m，体重60kg。

患者初次就诊已非早期乳腺癌，故不能直接手术，于2011年1月31日至4月19日行DN方案新辅助化疗5个周期，化疗后右乳肿块由4cm×4cm缩小为2cm×2cm，遂于2011年5月22日行乳腺癌改良根治术，术后病理报告:（右乳）乳腺组织内见大量退变肿瘤细胞，乳头及基底均未见肿瘤累及，右腋下淋巴结（7/16）及另送淋巴结（1/1）见肿瘤成分转移。免疫组化ER（+++），PR（++），CerbB-2（++）。术后再行CEF方案化疗一周。后医生要求放疗，患者未接受，后又因服他莫昔芬不良反应大，自行停药。2011年化疗期间开始服中药，基本以柴苓汤、柴归汤交替服用或合方服用，2日1剂，期间每年2次常规复查，包括2014年上半年体检均未见异常，至2014年11月23日行CT示：右乳切除术后改变，双肺多发小结节灶，右侧锁骨上及腋窝数枚小淋巴结影。2014年11月28日行分子病理检查示HER2基因状态：有扩增。2014年12月1日行PET/CT示：右乳癌术后，右腋下淋巴结转移；多处骨转移；两肺转移可能；纵隔、右肺门淋巴结转移不除外；右侧上颌窦慢性炎症。医生建议患者化疗，并每月静脉滴注唑来膦酸，以防骨丢失。

患者2014年12月来诊。刻诊：体形偏丰满，肤色偏黄；右侧锁骨上淋巴结可触及，纳食正常；二便调畅，寐尚安；腹部无压痛，下肢无水肿；舌苔薄白，脉软。

方用荆防太和汤。处方：柴胡 20g，黄芩 6g，姜半夏 10g，党参 10g，甘草 10g，干姜 10g，大枣 20g，当归 10g，川芎 10g，生白芍 15g，生白术 15g，茯苓 15g，泽泻 10g，猪苓 10g，桂枝 10g，枳壳 10g，厚朴 15g，苏梗 10g，荆芥 15g，防风 15g。每日 1 剂，水煎服。

服药 1 个月余，患者很满意，继服本方。春节后患者自诉决定放弃化疗，并要求继续服中药。原方基础上加白花蛇舌草 30g、半枝莲 30g，加用复方斑蝥胶囊（2 次 / 日，3 粒 / 次），发现转移已 16 个月，基本仅用本方治疗，期间曾有两次感冒，也曾出现触及右锁骨上淋巴结肿大约三指般，数天后缩小至两指的情况，患者始终坚持中药治疗。

患者的原发病在柴胡带，经过 6 次化疗，1 次手术，根据病情，选用他莫昔芬防止乳腺癌复发，但又因无法耐受而自行停药，且患者拒绝放疗。回顾该患者的治疗经过，在化疗期间，中药治疗先选用柴苓汤，后用柴归汤，也曾二方合用，2 日 1 剂，至 2014 年 11 月发现复发转移后开始服荆防太和汤，每日 1 剂，最后又加用白花蛇舌草、半枝莲，以及复方斑蝥胶囊，还有每月静脉滴注 1 次唑来膦酸，从 2011 年发现乳腺恶性肿瘤随访至 2016 年已持续生存 5 年余。

在柴胡类方中，黄煌教授的荆防太和汤是由小柴胡汤、五苓散、当归芍药散、四逆散、半夏厚朴汤加荆芥、防风组合而成，这是一剂大方，小柴胡汤可以和枢机、解郁结、行气机、畅三焦、化痰浊；与五苓散和当归芍药散合用可提高机体免疫功能，又化气利水、益气养血；再合四逆散与半夏厚朴汤，加强行气化痰之功。在患者的要求下试用白花蛇舌草、半枝莲以及复方斑蝥胶囊，在荆防太和汤的基础上，以期对肿瘤细胞有所控制，延长患者生存期，并尽可能减少痛苦，提高生活质量。

现代药理研究显示，防风除有镇静、抗惊厥、解热、镇痛、抗菌、抗病毒、抗炎、抗过敏、抗凝血作用外，还有增强巨噬细胞吞噬功能的作用。荆芥有抗过敏、抗肿瘤的作用。

案 2：输卵管恶性肿瘤案

患者，女，60 岁。

患者 2012 年 3 月 23 日在全麻下行子宫全切 + 双侧附件切除 + 大网膜切除 + 盆腔淋巴清扫 + 阑尾切除术。术后病理检查示：（左输卵管）中—低分化腺癌，（左卵巢）见累及，（右卵巢）符合囊肿伴囊壁细胞不典型增生，（右输卵管）未见明显异常，（左盆腔淋巴结）见癌转移（4/8），（右盆腔淋巴结）见癌转移（1/7），（右髂总淋巴结）见癌转移（2/5），CKPan（+），CK（L）（+），EMA（+），Vimentin（-）。术后行 TC 方案化疗 3 周期、TP 方案化疗 5 周期，并服柴苓汤、柴归汤或两方合用等中药治疗，病情稳定，一年半后停服中药。期间每 3 个月复查 1 次，均无异常。2015 年 3 月行胸腹部 CT：左输卵管癌术后化疗后；肠系膜周围及后腹膜多发小淋巴结转移，右肺下叶胸膜旁见小片状模糊影，前片未见，提示病情进展。先后行 TP 方案化疗 2 周期、DP 方案化疗 2 周期、PC 方案化疗 2 周期、GP 方案化疗 7 周期，发现转移后化疗共计 13 次，历时一年，这一年来患者一直坚持服中药，以太和汤为主调治。

患者 2016 年 4 月 12 日就诊，输卵管癌术后化疗后ⅢC 期，自诉住院化疗全部结束，现服枸橼酸他莫昔芬片（1 片 / 次，2 次 / 日）。

刻下：寐欠安，早醒；纳食可，二便正常；下肢不肿；苔白厚腻，脉软。给予荆防太和汤。水煎，日1剂，分2~3次服。

2016年4月26日就诊，药后苔较前薄，无特殊不适，继予原方。

患者从2012年3月初发病至2016年已4年有余，对中药疗效很满意，亦对期间自行停药甚为后悔。回顾治疗经过，患者化疗21次，出现过胃肠道反应、骨髓抑制、肝损害等不良反应，除了西药对症处理外，便用太和汤加减调治，疗效确切。

案3：慢性淋巴细胞白血病案

患者，男，72岁。

患者2015年9月发现慢性淋巴细胞白血病，于血液科化疗，第一次化疗期间，出现外感咳嗽，血常规示：白细胞总数1.6×10^9/L，中性粒细胞0.6×10^9/L，血小板47×10^9/L，血红蛋白86g/L。患者乏力，纳少，痰黏难出，大便不爽；舌苔白，舌质淡。

先予柴朴汤7剂，复诊时咳减，痰易出，即改太和汤，前后共化疗6次，至2016年4月结束，均用此方调治，后未发生过外感咳嗽。

二、体会

太和汤属和解剂，由小柴胡汤、五苓散、当归芍药散、四逆散、半夏厚朴汤组合而成，共有18味药：柴胡、黄芩、姜半夏、党参、甘草、生姜、大枣、桂枝、茯苓、猪苓、泽泻、白术、当归、川芎、白芍、枳壳、厚朴、苏梗，常用于白血病和柴胡带出现问题的乳腺恶性肿瘤、卵巢恶性肿瘤等。

此类患者，一般较为虚弱，既不可攻又不可补，故采用和法。

其可表现为气血亏损，并有水停或湿阻，伴有气滞，如面色苍白或暗黄，形体偏丰满，甚至浮肿貌，大多无凹陷性水肿或下肢轻度水肿，可有眩晕或耳鸣，夜寐欠安，易汗，乏力，心悸；脘腹易胀，化疗期间易便秘，舌质淡，苔白或腻，脉沉或弱。各类白血病和晚期乳腺癌、晚期输卵管癌病程长，化疗频繁，患者长期忍受病痛和化疗的刺激，极易出现情志不畅，免疫功能低下，易发生外感，同时气血亏损，水液代谢失常。太和汤中柴苓汤、当归芍药散可调节免疫功能，又益气养血、利水祛湿；合四逆散、半夏厚朴汤，可疏肝和胃，调畅气机作用更强。

笔者临床运用本方，体会如下。

（1）同一患者服用本方前后比较，化疗后血常规中白细胞、血红蛋白、血小板等指标回升增快。

（2）同一患者服用本方前后对比显示，服药后外感次数明显减少。

（3）化疗后以本方利水祛湿，增强气化功能，提升祛邪能力。

（4）本方有益气养血等扶正作用，合八味解郁汤（即四逆散合半夏厚朴汤）疏肝解郁和胃，患者服用本方后，食欲增加，机体需要的营养得以补充，正气得复。

（5）本方加减：血液病用太和汤较多；肿瘤复发而不化疗（如案1中乳腺恶性肿瘤复发转移者），加防风、荆芥、白花蛇舌草、半枝莲；便秘腹胀，理气药加量，枳壳、厚朴可用至15~20g；化疗期间或化疗后不久，茯苓、泽泻可加至20g左右；自汗、盗汗重或心悸者，可加龙骨、牡蛎；便溏，舌苔白厚腻，舌质淡，白术改为苍术，干姜加量；舌淡，黄芩减量；乏力明显，血常规中白细胞、血红蛋白、血小板等指标偏低，党参改为生晒参。

专病探讨

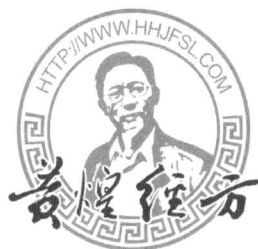

关于"疟"的最早记载可追溯至甲骨文时期，但其是否为《内经》中所言的寒热交作、发作有时的"疟病"尚不得而知。

"疟"为简化字，简化前作"瘧"。"瘧"字可能源于"虐"。如《释名·释疾病》云："疟，酷虐也。凡疾或寒或热耳，而此疾先寒后热两疾，似酷虐者也。"盖疟之为病，寒热往来，休作有时，寒则战鼓颔，热则躁渴谵妄，为病邪之所害，因饱受残虐、凌虐之象，加"疒"旁而名之为"瘧"。《说文解字》云："虐，残也，虎足反爪人也。"孙星衍注疏："言遇厉气，致恶疾。"此处"虐"为酷虐、凌虐之义，故"虐疾"不等同于《内经》中的疟病，泛指较重的疾病，疟病或在其中。

一、古代中医对疟病机制的阐释

病源夏日伤暑，秋必病疟，疟病之发以时者，此由邪气客于风府，循脊而下，卫气一日一夜，常大会于风府，其明日下一节，故其作也晏此先客于脊背也，每至于风府，则腠理开，腠理开则邪气入，邪气入则病作，此所以日作稍益晏者也，其出于风府日下一节，二十五日作日益早也。其间日发者，由邪气内搏于五脏，横连募原，其道远，其气深其行迟，不能与卫气俱行，不得皆出，故间日蓄积乃作，夫卫气每至于风府，则腠理乃发，发则邪气入，邪项，循脊而下者也，故虚实不同，邪中异所，则不得当其风府也，故邪中于头项者，气至头卫气之所在，与邪气相合则病作，故风无常府，卫气之所发，必开其腠理，邪气之所合，则其府也，风之与疟也，相与同类，而风独常在也，而疟得以时休者，何也，由风气留其处，疟气随经络沉以内搏，故卫气应乃作，阳当陷而不陷，阴当升而不升，为邪所中，阳遇邪则蜷，阴遇邪则紧，蜷则恶寒，紧则为栗，寒栗相搏，故名曰疟，弱则发热，浮乃汗出，旦中旦发，晚中晚发，夫疟其人形瘦，皮必栗起。

（唐·王焘《外台秘要》）

两千多年来中医对疟病机制的理解一直停留在《内经》时期的层次上，至今仍未有所突破，大致认为疟邪的病理性质与风邪相类同，其不同之处在于风邪中人后，停于固定部位而疟邪自风府而入，循膂而下再随经络内沉，内搏五脏，横连募原，蓄积而作，遇卫气则发，与卫气相离则休。

在此不难看出，古代医家有意无意地将疟邪看为一种伏邪，而疟邪又能与风、寒、暑、湿、燥、火六邪合并而产生各种不同性质的疟病，还可与体内的继发性病理因素如痰、湿、瘀、食等互结成积。

疟邪具有潜伏性，在体内蓄积一段时间后由内而往外发，故可见患者发作便为表里同病，与一般的伤寒和温病等由外而内的外感发热性疾病不同。

二、登革热概述

登革热又称骨痛热症（马来西亚民间称蚊症），是感染登革病毒所引起的一种发热性传染病，其以属于黑斑蚊（也称艾迪斯蚊、伊蚊）的白线斑蚊（Aedes albopictus）与埃及斑蚊（Aedes aegypti）

为病媒来传播。感染登革病毒后会出现极度疲倦及抑郁症状，少数患者会恶化至登革出血热，并进一步出血、休克，甚至死亡。由登革热引起的以出血热为主的并发症往往是患者死亡的主要原因。登革热的分布主要在热带及亚热带地区。

登革病毒，只能存在于人、猴及病媒蚊体内，且必须由病媒蚊叮咬才能传播给人。病毒在病媒蚊体内经过8~12天的成长后，便可传播给他人，传染期可长达数月。登革热患者从开始发热的前一天直到退热都具有传染性。

登革热的典型症状为发热（体温高达39℃至40℃）或恶寒、皮肤出现红疹并伴有四肢肌肉酸痛（尤其腰腿部）、前额头痛、后眼窝痛、腹痛、背痛、骨头痛（断骨热和骨痛热名称的来源），还可出现恶心、呕吐、腹泻、便秘等现象。部分轻型患者并不会出现上述的症状。

出血性登革热的临床症状以胃肠道出血、子宫出血、血尿和恢复期斑疹等为主。登革热与出血性登革热最大的不同点在于后者有血浆渗出的现象，临床可出现腹水。当出血性登革热之血浆渗出量很多时，患者会出现休克，此时患者皮肤湿冷、四肢冰凉、坐立不安、脉搏微弱、脉压变小（< 20mmHg）。出血性登革热发生血浆渗出的时间，大约是发热将退的时候，或是热退之后24~48小时。登革热的初期症状与埃博拉病毒感染的初期症状相近，若两种病毒同时流行，会让防疫更加困难。

三、将登革热和疟病相互关联的思维缘起

《登革热诊疗指南（2014年版）》中提出登革热属于中医学的"瘟疫"范畴，可参照温病学中"疫疹""湿温""暑温""伏暑"

等病证辨证论治，并提出登革热急性发热期的病机为湿热郁遏，卫气同病；极期病机为毒瘀交结，扰营动血和暑湿伤阳，气不摄血；恢复期以余邪未尽、气阴两伤为主。

后来马家驹教授等在《2014年登革热之中医证治》文中提出将登革热称为"登革热疫"，较"温疫""疫疹"等更为合适，亦可与传统命名如"暑温""湿温"等相结合或并列。其认为上述登革热的中医病名较为笼统，不能体现登革热与这几种疾病的区别，"湿温""暑温""伏暑"更不能体现出登革热的传染性、致病性。因多种烈性传染病皆可归属于"温疫""疫疹"范畴，如流行性出血热和近来流行于西非的埃博拉出血热，从中医证候学分析，因其流行性和临床以出血为主症，亦可归属于"温疫""疫疹"范畴。可见登革热与中医的"温疫""疫疹"之间并非对等关系，传统中医病名更不能体现本病特点。中医病名不能与西医学病名对应，也一定程度上阻碍了中医诊断学的发展。中医的发展不能泥古守旧，而应该与时俱进，及时汲取现代研究成果，既然已明确登革热为登革病毒感染所致，登革病毒感染为病之本，故中医学可直接将其命名为"登革热"或"登革热疫"。

根据笔者临床接触登革热患者的经验，登革热的表现并不全然与指南中所发布的症状相同，此病可因患者体质或地域、气候、人文等因素而有不同的表现，尤其发展至出血热阶段时不一定为热入营血证，更多乃气机逆乱、血不循常道而致。笔者更倾向于将登革热诊断为古典疟病，却苦于找不到文献支撑而将此想法搁置，直到后来看到《名老中医之路》一书，书中洪子云老先生的一篇文章也提出了同样的看法。

在抗日时期，"登革热"流行，其病憎寒壮热，重者亦有生命危险。若按外感热病之一般规律辨证论治，疗效甚差。查阅文献，一无先例可循，而发病之多，几乎沿门阖境。病家急如星火，医者并无良策，因而不得不仔细思考。自忖病发于日寇统治时期，人民饱尝战乱饥馑之苦，卫生条件十分恶劣，故其病因有类瘴气、疫疠。其症憎寒壮热，起伏不定，似疟非疟。

查《本草纲目》，有瘴疟寒热，用常山、草果治疗之记载，又访得民间有类似验方，用治本病，尚有作用。综合各方面情况，余拟订四味药之处方（田茶、乌梅、草果、常山），随证略加一二味，果然收到理想效果。一般服药二三剂告愈，治验颇多。从而受到启发，中医所论疟疾，是依据临床证候诊断，并非依据疟原虫之病原诊断，故类其证者，可酌用其方。

《名老中医之路》——满目青山夕照明湖（洪子云）

根据笔者的临床经验，登革热的表现基本上均不出古典疟病之十多种疟候，以和解截疟法治之皆可迎刃而解，战汗而症除，血证自止。登革热重症后期导致的肝脾肿大更与中医所谓的疟母不尽相同。

四、疟病的初期诊断与治法选方参考

疟病的初期诊断尤为重要，初期所发寒热与一般外感发热表现极其相似，故较难及时发现，通常会按一般外感发热论治而迁延不愈。截至目前，笔者所掌握的疟病初期诊断方式也仅有两种，其一，患者发热前先畏寒、身体蜷缩、皮肤如栗状；其二，脉弦。《金匮要略》疟病篇中条文提及"疟脉自弦"，仲景时期所谓的弦脉是指寸口三部脉直上下行。一般外感发热初期脉象大多为关上及寸部浮起，尺脉常不受影响，若三部脉平行如弦者通常都不是单纯的表证而是病及表里内外。

根据以往经验，发热脉弦者须表里兼治。伤寒表实证，脉弦者，当用大青龙汤或柴胡加葛根汤；状似中风表虚证者，宜用柴胡桂枝汤；表里皆热，大便秘结者，可用黄煌教授的退热方；发热而呕，饮水则吐者，用柴苓汤；发热兼扁桃体红肿、咳嗽、烦躁、大便溏软或软硬不调者，可选用麻黄升麻汤。

虽说脉弦者并非均为疟病，但若遇见此情况医者当警惕，兼以和解之法，表里兼治便可将疟病截杀于摇篮之中，即使不是疟病，也可更确切地对证治疗以防热退后，旋即又发或余邪潜伏转为他病。

五、转疟之说

《慎柔五书》卷三　虚损第三

病久而脉弦者，转疟方愈；脉缓者，转痢方愈。盖久病得气血活动，故转病也。脉数不得汗，即生肿毒方愈。

《温热论》各论　邪留三焦

再论气病有不传血分，而邪留三焦，犹之伤寒中少阳病也。彼则和解表里之半；此则分消上下之势。随证变法：如近时杏、朴、苓等类；或如温胆汤之走泄。因其仍在气分，犹有战汗之门户，转疟之机括也。

古人在与疟病斗争中亦发现了久病转疟的现象，更进一步说明了久病转疟乃为向愈的转机，只要治疗得当则可让痼疾透过战汗而解。临床多有此类现象，服用中药后患者出现发热寒战的症状，但由于缺乏对转疟学说的理解，中途易方或西药退热而丧失将顽症连根拔起之机。笔者认为转疟之说值得研究，我们应当进一步积累临床数据，尽可能地研究出一套人为转疟的方法，以期有朝一日，可将之用于久病顽疾治疗当中。目前笔者对转疟治法的探讨仍处于摸索阶段，数例病案仍在观察当中。以下附上甲状腺功能亢进症转疟而愈案例1则，供同道们参考。

患者，女，29岁。初诊日期：2015年12月19日。

患者服用减肥药导致心悸，自汗，疲劳，焦虑欲哭；甲状腺轻度肿大；舌红苔白，脉急促。马来西亚当地医院行甲状腺功能检查示 T4 值 24.5pmol/L（超标），未服西药。

治拟颗粒剂处方：柴胡8g，桂枝4g，干姜4g，甘草4g，黄芩4g，栝楼根8g，牡蛎4g，白芍8g，党参4g，山药12g。每日2次，每次5g。

药后3日突发扁桃体脓肿，寒热往来，入夜则发，隔日来电询问，嘱患者继续服药，入夜开始发热后则每3小时加服5g，直至战汗热退为止。患者遵嘱服药至半夜12点左右战汗热退，第2天未再发寒热。

二诊（2016年1月2日）：患者自觉咽堵，吞咽不畅，大便干结；舌尖红，脉沉细；原有的心悸、自汗大致减轻。颗粒剂处方：柴胡5g，白芍5g，枳实5g，炙甘草5g，半夏5g，厚朴5g，生姜5g，茯苓5g，苏梗5g，郁金5g，山栀子5g，黄芩5g。

三诊（2016年1月14日）：药后咽部不适症状完全消除，续以第1次处方调理。治拟颗粒剂处方：柴胡8g，桂枝4g，干姜

4g, 甘草 4g, 黄芩 4g, 栝楼根 8g, 牡蛎 4g, 白芍 8g, 党参 4g, 山药 12g。

上方服用 2 周后症状皆消除, 嘱患者继续服药 1 个月以巩固疗效再检测 T4 指标。2016 年 3 月 2 日患者复诊, 马来西亚当地医院行甲状腺功能检查示 T4 降至 16.9pmol/L（正常水平）, 嘱患者停药观察, 随访至今仍未复发。

六、战汗时的伴随症状

一般疟病在服用对证方后会出现战汗而解的现象, 战汗前患者一般会出现一些较难忍受的伴随症状。根据笔者的临床经历, 战汗前的伴随症状包括: 口腔沿食道干燥无津, 吞咽困难; 胸闷烦喘; 昏厥; 抽搐; 谵语等。

以上症状均能在战汗后旋即消除。另外, 战汗前必须以频服方式给药, 由于笔者大多使用颗粒剂, 皆会嘱咐患者发热前开始服药, 每 2~3 小时服用 1 次, 战汗后即刻停药。

七、病后有无余邪残留的判断

在疟病的治疗过程中, 余邪清除与否至关重要。一般在热退后尚需观察一段时期, 留意患者恢复期的体重是否有逐渐回升的趋势, 还有胃口和情绪。很多患者在热退后余邪未清, 会表现出继续消瘦、纳呆、潮热和持续性的抑郁状态。观察舌上的芒刺亦为判断指征之一, 通常患者在热退后, 舌上的芒刺会逐渐退去, 若舌上芒刺不退, 兼有消瘦、纳呆、情绪抑郁等症, 均可视为余邪未清, 当以扶正透邪之法来善后。

笔者处理疟病恢复期余邪未清的常用方有小柴胡汤、小建中汤、竹叶石膏汤、百合地黄合甘麦大枣汤等。小柴胡汤一般适用于病后纳呆、神情默默、眼花、食后或劳后复热等症，可加白芍、玄参等养阴之品，但不宜过多。小建中汤则多用于身腹隐痛、手足烦热、心悸、咽喉隐隐疼痛者，笔者常加黄芩。竹叶石膏汤可用于热病后虚羸少气，患者一般表现为说话时气声较重、动则喘、口干、咽干等症，可酌加滑石、薏苡仁等透湿药。

最后，笔者详细谈谈百合地黄合甘麦大枣汤，此方运用在热病后的精神抑郁症效果极佳。百合地黄汤是仲景用于治疗热病后心肺阴虚的代表方，此证型患者往往伴有脏躁表现，故临床运用时将两方相合。此汤证患者往往显现较浓厚的忧伤情绪，喜悲伤欲哭；大部分时候不觉饥饿，面对原本喜爱的饮食会稍有食欲却不能多食，此为条文所描述的"饮食或有美时，或有不用闻食臭时"；夜里眠浅，一夜惊醒多次，小儿一般会有夜啼表现；舌象表现为少苔或无苔、有芒刺。百合地黄甘麦枣汤对于改善此类症状效果极好，尤其是服药后舌象的变化更为明显。以下附上1则有舌象追踪的案例，以供参考。

2016年2月29日，患儿（男，5岁）突发高热，闭目不言，呼之不应，良久方缓，自诉咽喉疼痛。后出现呕吐、不能食，体温39℃，夜间出现皮疹，疹面粗糙如砂纸状，草莓舌，疑似猩红热。遂予小柴胡加石膏汤。药后第2天热势渐减，3天后体温恢复正常，于是停药观察，1周后皮疹消除。热退后患儿一直处于抑郁状态，胃口时有时无，夜里啼哭，白天也喜哭闹，舌象光滑无苔，有芒刺，考虑余热未清，给予百合地黄甘麦枣汤，服药第一晚一觉至天明，半夜无啼哭，隔日胃口恢复，数日内舌象逐渐改变，芒刺渐消，最终舌面浮现薄白苔。

八、小结

疟病可以是多种疾病进入迁延期后的一个转折点，是人体自身产生的一种让痼疾转透的时机。《诸病源候论》疟病门中除有六经疟、五脏疟等一般因外感疟邪而致疟病的症状论述外，还有关于五脏病日久为疟的相关症状描述。

中医传统上的疫病、虫毒、瘴气、疟病等在发病症状的诊断上没有规范化的界定，但可与疟病异病同治，治则当以和解调气为主，不能见寒治寒、见血治血。最后附1则登革出血热重症案例以供参考。

患者，男，29岁。初诊日期：2016年2月4日。

患者当晚与一群好友饮酒，酒后半夜开始发热，次日自服小柴胡加石膏汤，药后热退复来，开始呕吐，随即又自行改用温胆汤加味，寒热往来及呕吐始终无法控制。

2016年2月8日入院就诊，诊断为登革出血热，血常规示血小板60×10^9/L，体温38℃。给予止吐、退热、抗病毒等治疗，当晚体温持续在38℃左右，呕吐止，神志欠清，遂予柴苓汤颗粒嘱他人喂服，每次5g，3小时1次，直至战汗未至。服药至凌晨4点左右成功战汗，热退。

2016年2月9日，已无发热，而血小板降至9×10^9/L，伴齿衄、疲劳、整日昏睡，遂转入加护病房。

2016年2月10日，血小板略回升至13×10^9/L，但胸闷气喘、腹部胀满，仍有齿衄，检查发现肺部有积液，予吸氧。患者舌淡胖嫩而润、水滑，脉沉迟，给予丹溪神秘汤加茯苓。服用后当晚症状轻微改善，双足开始透疹。

2016 年 2 月 11 日早晨，肺部积液消除，胸闷、气喘、腹胀皆消除，手足遍布红疹，血小板回升至 $38 \times 10^9/L$，下午 4 点左右回升至 $80 \times 10^9/L$。当晚出院。

2016 年 2 月 12 日，患者仍诉疲累，讲话有气无力，气声较重，予竹叶石膏汤，重用粳米。

2016 年 2 月 17 日随诊，患者体力已完全恢复，讲话时的气声完全消失。

一、白癜风概论

白癜风是一种常见的色素脱失性皮肤病，发病率约为0.1%~2%，本病可发生于任何年龄、性别和人种，多见于青年人，主要由黑素细胞破坏引起，皮肤组织病理表现为黑素细胞减少或消失。本病虽无明显的自觉症状，但因病变好发于体表皮肤暴露部位，影响患者的容貌，给患者带来极大的精神痛苦，影响患者正常的社会交往、工作学习和生活。尽管目前治疗方法多种多样，但白癜风病因复杂，发病机制不明，存在治疗反应慢、治疗周期长、无特效药物和特效疗法、患者依从性差、费用高和治愈率低等问题。因此，探讨白癜风的中医发病机制，有助于提高白癜风的临床疗效，对解除患者的精神痛苦、提高患者的生活质量有着积极意义。

二、古籍对白癜风病因病机的论述

白癜风属中医外科学中"斑"和"风"类的皮肤病，又可称为"白癜""白驳风""斑驳""驳白"。历代古籍论述颇多，隋代巢元方所著《诸病源候论·白癜候》云："白癜者，面用颈项、身体皮肉色变白，与肉色不同，亦不痒痛，谓之白癜。亦是风邪搏于皮肤，血气不和所生也。"其主张白癜风的病因病机为"风邪搏于皮肤，血气不和所生"。清代吴谦在《医宗金鉴·外科心法要诀·白驳风》中也持同样的观点："此证自面及颈项，肉色忽然变白，状类斑点，并不痒痛，由风邪相搏于皮

白癜风病因和诊治探讨／欧柏生

肤，致令气血失和。"其主张"施治宜早，若因循日久，甚者延及遍身"，治疗则主张"初服浮萍丸，次服苍耳膏；外以穿山甲片先刮患处，至燥痛，取鳗鲡鱼脂，日三涂之"。

吴谦不仅指出白癜风的发病原因是风邪相搏、气血失和，且进一步指出白癜风内外兼治的具体药物和方法，对后世诊治白癜风有很大的参考价值。《灵枢·五色》云："青黑为痛，黄赤为热，白为寒。"《素问·皮部论》曰："其色多青则痛，多黑则痹，黄赤则热，多白则寒，五色皆见则寒热也。"古籍中明确指出白色的病因为寒邪，遗憾的是，此理论一直未受到医家的重视。宋代《太平圣惠方》提出风热伤于肌肤论，"夫肺有壅热，又风气外伤肌肉，热与风交并，邪毒之气，伏留于腠理，与卫气相搏，不能消散。令皮肤皱生白点"，为后世基于"肺主皮毛"治疗白癜风提供了理论依据。明代陈实功则在《外科正宗》中提出"白因气滞"，认为白癜风是肝郁气滞所致。在当代高度紧张的生活环境中，肝郁气滞论在白癜风治疗方面占据很大的比重。明楼英在《医学纲目》中记载有白癜方，选用人参、白术健脾益气，开创从脾论治白癜风的先河。王清任则在《医林改错·通窍活血汤所治症目》中另辟蹊径，提出白癜风的发病机制是"血瘀于皮里"，主张用通窍活血汤治疗，为中医论治白癜风开拓了新的途径。

三、现代中医皮肤病学治疗白癜风的概况

现代中医皮肤病学多认为白癜风的发病机制为肝郁气滞、肝肾不足、气血失和、脾胃虚弱，同时外感风邪、湿邪或跌仆损伤，导致营卫不和、经络痹阻、气滞血瘀、血不荣肤，发为白斑。在辨证论治方面，多从气血和脏腑辨证，采用调和营卫、疏肝解郁、

滋养补肾、补益脾胃、活血化瘀、祛风除湿通络的治疗原则。欧阳恒则另辟蹊径，在辨证论治的基础上，采用直观辨证法，即"以色治色法"，组方紫铜消白方采用黑色或红色类药物治疗白癜风，取得较好疗效，与杨柳教授基于中药"色象"理论构建白癜风分期论治体系同出一辙，为临床提供了一种直观实用的辨证论治方法。

尽管如此，目前对白癜风的发病机制仍然认识不足，尤其是对寒邪在白癜风发病过程中的作用缺乏足够的重视，鲜有从寒论治法治疗白癜风的报道，有不少治疗方剂和药物过多应用苦寒之品，尽管部分临床疗效满意，但重复性很低，在一定程度上制约了中医治疗白癜风的发展。

目前从寒论治法治疗白癜风已引起一些学者的重视，但多为古籍理论的整理和探讨，临床实践者少之又少，当世王启璋从寒论治法辨治白癜风获得较好疗效，这些报道均为皮肤科学者研究从寒论治法治疗白癜风提供了思路和方向。

四、笔者对白癜风病因病机的认识与分型辨治

白癜风除了白斑皮损外，多无临床自觉症状，似乎无证可辨，因此探索白癜风新的辨证方法，为应对中医临床辨证难题，创新临床适用的中医辨证论治方法体系势在必行。笔者从古籍对白癜风发病的认识中受到启发，认为从病因辨证论治，是临床上辨证论治白癜风的突破口之一，对白癜风病因病机的认识，直接影响到该病证治疗思路和治疗原则的建立。

笔者通过 20 多年治疗白癜风的临床实践，认为白癜风的最主要病因是感受寒邪，寒伤阳气，寒性收引凝滞，导致毛窍收缩，

卫阳闭束，气血凝滞，肌肤失养，发为白斑。寒邪常夹有风邪，故白斑可散发或泛发全身。

临证采用解表散寒药、温里药、活血化瘀药和补益肝肾药达到祛风散寒、温通血脉、滋养肝肾之功效，且"从寒论治法"贯穿治疗白癜风之始终。不同的年龄，其白癜风的病因病机有不同的特点。儿童白癜风，内因多为脾气虚弱；青壮年白癜风，内因多为肝郁气滞；老年白癜风，内因多为肝肾不足，精亏血少。

针对以上对白癜风病因病机的认识，笔者从临床实践出发，充分汲取前贤的经验，通过不断地实践，不断改进和优化治疗方案，初步确立白癜风辨证论治以病因辨证为主，结合脏腑、气血、皮疹、体质和经络辨证等综合辨证论治方法治疗白癜风。笔者确立了白癜风的六大治法：从寒论治法、调和营卫法、从肝论治法、活血化瘀法、健脾益气法、补益肝肾法。而从寒论治法贯穿辨证论治白癜风过程的始终，基本解决了白癜风无证可辨的窘境，应用上述方法治疗白癜风，取得了较好的临床疗效。基于"从寒论治法"，笔者在临床中多分六型辨治白癜风，兹分述如下。

（一）营卫不和型

症状：白斑色淡，边缘模糊；病程短，起病突然，发展迅速；好发于头面颈、四肢或泛发全身；无自觉症状；患者平素汗多，容易感冒；或合并过敏性鼻炎、哮喘等疾病；舌淡红，苔薄白，脉浮缓。相当于白癜风的寻常型进展期阶段。

治法：调和营卫，散寒疏风通络。方药：桂枝加附子汤合玉屏风散化裁。处方：桂枝 15g，白芍 15g，生姜 10g，黑枣 12g，甘草 10g，附子（先煎 1 小时）10g，干姜 10g，补骨脂 10g，黄芪

30g，白术 15g，防风 10g。

（二）脾胃虚弱型

症状：白斑色淡或瓷白色，边缘模糊或清楚；病程长短不一，好发于头面颈、四肢或散发全身；无自觉症状；或兼见气短乏力、纳呆、大便溏泄、胃脘冷痛、消瘦等症状；舌质淡，苔薄白。相当于白癜风寻常型进展期、静止期阶段或节段型白癜风，儿童患者多见。

治法：温中健脾，益气化湿。方药：附子理中汤合参苓白术散合玉屏风散化裁。处方：党参 10g，防风 10g，黄芪 10~30g，白术 10g，茯苓 10g，山药 30g，砂仁（后下）5~10g，桔梗 10g，黑枣 10g，甘草 10g，附子（先煎 1 小时）5~10g，干姜 5~15g，补骨脂 10g。

（三）经络痹阻型

症状：白斑周围色素加深，边界清，发展缓慢；白斑内毛发变白，病程久；皮损局限一处或泛发全身，或发生在外伤部位；舌暗红或有瘀点、瘀斑，脉涩。相当于白癜风的寻常型静止期阶段或节段型白癜风。

治法：温通经络，活血化瘀。方药：通窍活血汤合血府逐瘀汤化裁。处方：当归 10g，桃仁 12g，红花 8g，熟地黄 15g，白芍 15g，川芎 10g，枳壳 10g，柴胡 10g，甘草 10g，桔梗 10g，牛膝 10g，女贞子 10g，旱莲草 10g，补骨脂 10g，白芷 5g，浮萍 10g，陈皮 10g。

（四）肝肾不足型

症状：白斑呈瓷白色，白斑区毛发变白；边界清或不清，泛发或局限，病情静止或发展缓慢；或有家族史；兼见倦怠无力，腰膝酸软；或五心烦热；舌质红，苔少，脉沉细。

治法：补益肝肾。方药：七宝美髯丹合二至丸化裁。处方：制首乌10g，牛膝10g，五味子10g，枸杞子15g，菟丝子15~30g，女贞子10g，旱莲草10g，附子（先煎1小时）10g，补骨脂10g，黑芝麻15~30g，桃仁10g，红花8g，陈皮10g。

（五）寒滞经脉型

症状：白斑呈瓷白色，白斑区毛发变白；边界清或不清，泛发或局限，病情静止或发展缓慢；或有家族史；兼见形寒肢冷，小便清长；多汗；舌质淡，苔白，脉沉紧。

治法：温阳散寒，活血通脉。方药：当归四逆汤合四逆汤合阳和汤化裁。处方：当归12g，桂枝12g，白芍12g，细辛3~6g，黑枣8枚，炙甘草6g，附子（先煎1小时）10~30g，干姜10-15g，补骨脂10g，炙麻黄6g，白芥子8g，白芷5g，路路通15g。

（六）肝郁气滞型

症状：白斑不规则，浅白色；边界清或不清，无色素岛生成，扩展迅速；伴心情郁闷，烦躁易怒，喜唉声叹气；常夜不成寐；舌淡红，苔薄黄，脉弦数。有甲状腺功能亢进症病史患者常见。

治法：疏肝解郁，调和气血。方药：四逆散合桂枝加龙骨牡蛎汤加减。处方：柴胡12g，枳实12g，白芍15g，甘草10g，煅龙骨（先煎）30g，煅牡蛎（先煎）30g，补骨脂10g，五味子10g，菟丝子 15g，浮萍 10g。

五、白癜风外治法

基于白癜风"从寒论治"的理论，笔者在临床中多选用具有温阳散寒、通经活络功效的外用中药治疗白癜风，在选药方面可衷中参西，结合现代皮肤病学和中药药理学对白癜风发病机制的认识，在复方中酌加富含呋喃香豆素类中药，如补骨脂、白芷等，笔者常用自拟复方补骨脂酊治疗白癜风，取得较好的临床疗效。

复方补骨脂酊组成：补骨脂 30g，甘草 10g，白芷 30g，菟丝子 30g，黑芝麻 30g，鸡血藤 30g，苏叶 10g，制附片 30g，干姜 15g，浮萍 10g。

方法：将以上中药碾碎，或用免煎颗粒，放入 250~500ml 的 75% 乙醇中浸泡 7 天后即可应用。注意事项：对本药物中任何成分过敏者禁用；眼睛等敏感部位慎用；乙醇易燃，注意防火；白斑部位小面积应用。应用本药物时，适当配合日晒，有助于提高临床疗效。

六、体会

白癜风的辨证论治应以病因辨证为基础，即基于"从寒论治"理论的基础上，结合皮疹辨证、体质辨证以及患者的基础病（如甲状腺功能亢进症或部分甲状腺功能指标异常）等进行辨治。在治疗上不可分型过细，不必拘泥一法。诸治法可参合并用，要始终贯穿温通经络、调和气血、补益肝肾等法则，用药不可过于苦寒，否则寒滞经络，导致气血不通，白斑加重。白癜风的治疗还需重视外治，外用药物后适当配合日晒，有助于提高临床疗效。

七、病案举例

患者，26岁，南宁人，硕士研究生，因右面部起白斑3年于2009年7月15日就诊。

患者3年前无明显诱因出现右面部白斑，缓慢发展，曾在多家三甲医院行"308准分子激光"治疗，并口服"匹多莫德分散片""复方甘草酸苷片"和其他中药（具体不详）治疗无效。

刻诊：患者面部色黄，体形中等，右面部见一4cm×3cm大小的类圆形白斑，边界清楚，无色素加深现象，白斑未见色素岛；患者自发病以来，心烦易怒，失眠，偶有口苦，二便调，无畏寒发热；舌淡红，苔薄白，脉弦。患者既往体健，无白癜风家族史，无甲状腺功能亢进症病史。肝肾功能、心电图、血常规、尿常规、便常规均正常。患者发病后一直伴有心烦易怒等焦虑症表现。

病久入络，辨证为肝郁气滞夹血瘀型，予以四逆散合桃红四物汤加减治疗。处方：柴胡12g，枳实12g，白芍15g，甘草10g，煅龙骨（先煎）30g，煅牡蛎（先煎）30g，桃仁12g，红花6g，当归10g，熟地15g，川芎10g，补骨脂10g，五味子10g，菟丝子15g，浮萍10g。30剂。

二诊（8月17日）：右面部白斑变淡，边界模糊；睡眠和心情明显改善，治疗信心大增。在治疗期间未见明显不良反应。治疗有效，效不更方，守方30剂。

三诊（10月20日）：白斑全部消失，复查肝肾功能、心电图、血常规、尿常规、便常规均正常。为巩固疗效，继服上方30剂，减半服用，嘱患者服药10日，休息10日。

随访6年，未见复发。

头晕 / 眩晕症在临床上非常多见，在综合医院门诊排名前三的常见疾病中，第一是发热，第二是头痛，第三就是头晕 / 眩晕症。65 岁以上的老人中约 50% 患有头晕 / 眩晕症。据门诊资料统计，50% 以上的病例并不是真正的眩晕，而是将头晕和头昏误诊为眩晕。讲头晕、头昏的治疗前先讲一下这三者的概念区别。头晕常由脑血管病变、贫血或心理因素引起，其主要是指在行、立、起、坐、卧等运动或视物时间歇性地出现自身摇晃不稳的感觉及头昏脑涨、头重脚轻的感受。头昏主要是指持续的头脑昏沉或迷糊不清，其受损靶器官是主管人类高级神经活动的大脑皮质，是整体大脑皮质功能普遍下降或弱化所致的一种临床症状。头昏呈持续性，时轻时重，休息、压力减轻和心情舒畅时改善，反之则加重。眩晕主要是指发作性的客观上并不存在而主观上却又坚信自身或（和）外物按一定方向旋转或翻滚的一种感觉（运动性幻觉）。眩晕是由半规管壶腹崤至大脑皮质的神经系统不同部位遭受病变损伤所引起的一侧或双侧兴奋性增高、降低或 / 和双侧功能的严重对称失调，前庭系统向大脑皮质不断发出机体在转动或翻滚等的"虚假"信息，诱使大脑皮质作出错误的判断和调控失调所致。

对于眩晕症，笔者常用小柴胡汤、五苓散、苓桂术甘汤、半夏白术天麻汤、半夏厚朴汤等经方，以及小柴胡汤、五苓散、半夏白术天麻汤三方的合方治疗，效如桴鼓。头晕、头昏临床有时很难区分，治疗方法也

头晕、头昏的方证对应治疗／朱文宗

类同，故常合在一起讲述。今天，笔者与大家一起交流一下头晕、头昏的中医方证对应治疗，以期抛砖引玉。

1. 天麻钩藤饮证

患者常诉头晕头胀、头重脚轻、走路不稳，临床用天麻钩藤饮，辨证准确则效果较好。天麻钩藤饮的辨证要抓住三个主证：第一是头晕、头胀，第二是失眠、心烦，第三是腰酸、腰痛。如果只有其中一两个证，效果常不能确定。如果患者同时具备这三个证，应用天麻钩藤饮治疗头晕、头胀效果还是比较可靠的。

2. 补中益气丸证

患者中气不足，症见头晕，少气懒言，神疲乏力；脉象为右关脉虚浮，左侧关脉较弦；腹诊为腹部松软，脐上悸；部分患者可见胸胁苦满。具备以上诸证，用补中益气丸效果好，常1剂起效。关于补中益气丸的主证抓手，连建伟教授的诀窍是患者右关脉虚而浮大，对于这一点，初学者不易掌握，需要反复体会才能运用。另外，对于症状明显的患者需改丸剂为汤剂。

3. 归脾汤证

患者头晕、头昏，动则加剧，劳累易发，还有心悸、失眠等脾胃虚的表现，这个时候要用归脾汤，此方与补中益气丸的区别是患者心悸、失眠明显，有血虚表现，而气虚易疲劳症状比后者要轻。

4. 真武汤证

常见于老年人的头晕，此类患者常血压低、走路不稳、头晕。《伤寒论》曰："太阳病，发汗，汗出不解，其人仍发热，心下悸，头眩，身瞤动，振振欲擗地者，真武汤主之。"患者走路不稳，振振欲擗地，应用真武汤。

5. 左归丸证

患者表现为精神萎靡，腰酸，劳累则发头晕，多见于老年人，部分老人出现脑萎缩的表现，此时用左归丸，会有一些效果，但服药时间要长。

以上方证，临床约占头晕、头昏的50%。当今社会，无论青年人、中年人、老年人，心理压力都很大，心因性头晕或精神性因素引起的头晕很常见，大约占40%，多见于中年人和青年人，此种头晕的特点是症状往往呈持续性，当中很少有间断，也可伴有惊恐发作，或呈急性发作。其伴随症状多，常出现失眠、消化道症状、腰酸背痛、心烦不安等，且这种头晕和伴随症状受情绪变化、工作压力、生活压力的影响非常大。有些患者工作时头晕，出去旅游、游玩放松的时候却不头晕。临床抓住头晕和症状与工作压力、生活压力等心理因素密切相关的特点，大概就是心因性头晕。另外，患者常有情志诱因或精神刺激，此类患者经常到处就医检查，也查不到原因，按常规头晕治疗效果不好。患者做心理量表的评估后，可能发现轻中度的焦虑、抑郁，有些人焦虑、抑郁共病，对于这类头晕患者的治疗，心病还需心药医，心理疏导的办法很重要。

平时运动、放松、静坐、自我调整、旅游、认知行为暗示等心理治疗均非常必要。在黄煌教授门诊，对于伴有心理问题的患者，黄煌教授嘱其改变办公室的布置，改变工作环境的背景气场，并对患者进行心理疏导。因为办公室的环境经常让人感觉到压抑不适，也会造成头晕。那么改变办公室布置，使之窗明几净，会让人心情舒畅，内心明亮，头晕也随之消失。

此种心因性头晕的经方治疗分为几个常见类型。根据患者的体质类型及临床表现选择经方治疗，如患者为柴胡体质，呈以抑郁为主的表现，八味解郁汤、柴胡加龙骨牡蛎汤都是可选经方；患者为柴胡体质，呈焦虑状态，柴胡桂枝干姜汤便是很好的选择；患者为半夏体质，焦虑较明显，八味除烦汤、温胆汤均可取效。此类头昏、头晕患者，若方证相应，常取效很快，但患者也易产生耐药性，黄煌教授的处理办法是让患者每服三天药，停两天，间断续服，还可让患者亲自煎药，边煎药边闻气味，让患者感觉到自己在努力治疗，可缓解心理压力、减轻病情。在经方的基础上，再加上一些必要的心理疏导，总体效果很是不错。

小儿咳喘是一个非常大的题目，很多原因可以导致咳喘。现就笔者临床所见，以及常用的方法，谈一点粗浅心得。由于生活条件的改善，现在的小儿咳喘和 30 年前的文献记载相比，发生了很大的变化。尤其是空调的使用、冷饮的摄入，导致小儿阳气受到直接的损伤，寒性咳喘在临床极为常见，三伏天也常见到，临床上将其按照《伤寒杂病论》六经辨证论治。

1. 三拗汤

三拗汤乃麻黄汤去桂枝而成，发汗作用减轻，止咳平喘作用增加。如患儿，男，4 个月，吹空调后出现低热，流清涕，咳嗽，咽喉有痰，咽喉不红；舌苔白，脉浮，指纹淡红。考虑太阳病，方用三拗汤加味。处方：麻黄 2g，杏仁 2g，生甘草 2g，炒苏子 5g。3 剂后诸症消失。

2. 桂枝汤

用于体质虚弱的桂枝体质，如自汗、恶风、发热，甚至体温低；每逢寒冷或早晨打喷嚏、鼻塞、流清涕的过敏性鼻炎，变异性哮喘。单纯的桂枝汤治疗过敏性鼻炎或咳喘力度不够，多需加味或合方。

桂枝汤加减：

（1）喘家桂枝汤加杏仁厚朴 《伤寒论》："喘家作，桂枝汤加厚朴、杏子佳。"

（2）桂枝汤合玉屏风散 用于鼻炎或咳喘，多伴有反复发作、汗出易感、体质偏瘦、面色不华、气虚不能固摄等特点；或用于咳嗽经治疗缓解后的体质调理。

（3）桂枝汤合真武汤　这样的案例非常多见。附案例1则。

患儿，男，6岁。初诊日期：2015年6月15日。

患儿去年咳嗽迁延未愈，有哮喘史。刻下：咳嗽加重1个月，早晨咳嗽，不欲食；皮肤白皙，面色不华；大便稀溏；舌苔白厚，脉弦细。

处方：白术8g，茯苓8g，白芍8g，干姜5g，制附子（先煎）5g，炙麻黄5g，杏仁5g，全蝎5g，党参10g，甘草6g，桂枝6g，龙骨（先煎）10g，牡蛎（先煎）10g，大枣10g。7剂。

二诊（6月23日）：咳嗽止；脉沉细，舌苔白。上方加鹿衔草10g。6剂。

三诊（6月30日）：咳嗽已好；不欲食，大便稀；汗出不多；舌苔白，脉弦而底力不足。处方：白术8g，茯苓8g，白芍8g，干姜5g，制附子（先煎）5g，炙麻黄6g，杏仁5g，全蝎5g，党参10g，鹿衔草10g，黄芪10g，升麻6g，白豆蔻（后下）5g，姜半夏5g，厚朴5g。6剂。

（4）桂枝汤合半夏厚朴汤　桂枝体质的患儿，反复感冒。

3. 小青龙汤

小青龙汤是治疗外寒内饮所致咳喘的主要方。小青龙作为常用方，大家都熟悉。笔者对其常用加减法作一总结。

（1）小青龙加石膏　《金匮要略》曰："肺胀，咳而上气，烦躁而喘，脉浮者，心下有水，小青龙加石膏汤主之。"临床多用于小青龙汤证而内已化热，或积阴之下必有浮阳，出现的咳喘伴有烦躁口渴等症。《药征》曰："石膏主烦渴也。"临床案例较多，不再赘述。

（2）小青龙加附子　用于咳嗽、打喷嚏、流清涕，鼻咽不红，舌淡，脉沉细的患儿。其病机为外寒内饮加阳虚。因病情反复，迁延不愈的患儿，久病阳虚；再者，这类患儿的病因可以看作是痰饮，痰饮为阴邪，易伤阳气，同时，阳虚也易出现痰饮，互为因果。《神农本草经》曰："附子味辛温，主风寒咳逆邪气……"

（3）小青龙加泽漆　用于小青龙证兼痰饮水湿较重，听诊肺部湿啰音多，或湿啰音久久不消退者。《神农本草经》曰："泽漆味苦微寒，主皮肤热，大腹水气，四肢面目浮肿，丈夫阴气不足。"可见泽漆治水气为其所长。《金匮要略》曰："脉沉者，泽漆汤主之。"脉沉者当责之有水，亦可作为佐证。

（4）小青龙加当归、桃仁　用于小青龙证兼肺部瘀血的咳喘，属于温润法。

（5）小青龙合真武汤　用于小青龙证兼阳虚水饮泛滥者。

（6）小青龙合小柴胡汤　用于太少合病的咳喘兼面色不华、食欲不振、咳嗽呕吐等症。

附小案几例可以说明一些六病辨治的方法。

案1　患儿，女，5个月。初诊日期：2014年9月17日。

患儿咳嗽20余日，住院10日，白细胞$16 \times 10^9/L$；静脉点滴治疗10日咳嗽减轻不甚，又出现腹泻，日3~4次，呈黄绿色稀便；脉沉，指纹淡。

处方：党参3g，白术2g，干姜2g，炙甘草1g，麻黄1g，杏仁2g。3剂。

二诊（9月24日）：咳嗽已好，大便2日一行，色稍绿，脉沉，予七窍散5g敷肚脐。

体会：婴幼儿为稚阴稚阳之体，易虚易实易变，虚为正气虚，实为邪气实，变为传变快。本例患儿，咳嗽时间较长，静脉点滴治疗后又增加了"湿气"以致病传太阴，出现"自利不渴者，属太阴，以其藏有寒故也，当温之，宜四逆辈"。故选用理中汤以温中焦之藏寒，用三拗汤来宣肺止咳，温解太阴太阳并病而愈。

案2 患儿，男，1岁。初诊日期：2014年6月18日。

患儿咳嗽哮喘20余日，静脉点滴治疗不效；双肺布满湿啰音；汗出多，流清涕，面色白，食欲、大小便可；脉沉。

处方：白术6g，茯苓8g，白芍6g，干姜5g，黄附片（先煎）5g，麻黄3g，细辛2g，川贝3g。2剂。

二诊（6月23日）：咳嗽明显减轻，喘止，双肺未闻及湿啰音；流清涕止，手凉；脉沉。原方3剂。

三诊（6月30日）：症状已无，脉浮，予体质调理方。处方：柴胡5g，黄芩3g，半夏5g，甘草3g，党参5g，桂枝5g，白芍5g，大枣10g，生姜3片。5剂。

体会：咳喘多为痰饮病，静脉点滴治疗不愈会增加"寒湿"，导致咳喘迁延不愈。笔者体会到细菌性疾病多在三阳，病毒性疾病多在三阴。细菌性疾病多属热，西医用抗生素效果理想；病毒性疾病多属寒，西药治疗效果一般不尽如人意。中医用"温法"常收到良好效果。《伤寒论》曰："少阴病，二三日不已，至四五日，腹痛，小便不利，四肢沉重疼痛，自下利者，此为有水气，其人或咳，或小便利，或下利，或呕者，真武汤主之。"此条文提到了因水湿导致的"或咳"等一系列水湿为患的证候，其在临床非常常见。叶天士先生、薛生白先生均有用真武汤治疗咳喘的医案，并谓："外饮治脾，内饮治肾。"可见真武汤治疗咳喘大有用武之地。

案3 患儿，男，2岁。初诊日期：2014年7月8日。

患儿咳喘有痰，喉中哮鸣；流清涕，发热，T＞38℃；双肺布满湿啰音，不欲食；腹泻，水样便，有泡沫，日3次；脉沉数。

处方：苍术5g，白术5g，干姜5g，黄附片（先煎）5g，白芍6g，党参8g，甘草5g，茯苓8g，麻黄5g，细辛3g，海蚌含珠10g。4剂。

患儿服药后痊愈。

体会：这则病例和第一例非常相似。不同的是，第一例为太阳太阴并病，这一例为太阳太阴合病。水样便说明寒湿更重，故加用附子，同时应用民间止泻的特效草药——海蚌含珠。

案4 患儿，女，8岁。初诊日期：2014年7月9日。

患儿昨日发热，体温波动在39~40℃之间，伴头晕，呕吐1次；腹泻4次，泻前腹痛；无汗出、怕冷；舌苔中部白厚，脉沉紧稍数。

处方：葛根30g，麻黄8g，桂枝10g，白芍12g，大枣15g，生甘草10g，干姜10g，黄附片（先煎）6g，苍术10g，党参10g。4剂。

体会：本例体现了太阳寒闭不解、太阴寒湿不运，故用葛根汤以解太阳之闭，附子理中汤温运太阴之寒湿，药后病愈。

六经辨证治疗湿疹／欧阳卫权

一、湿疹分类及辨证要点

湿疹分为急性、亚急性、慢性湿疹。急性湿疹往往会转变成慢性湿疹，反复发作；慢性湿疹也常出现急性、亚急性发作。部分特殊类型的湿疹，如郁滞性湿疹、特应性皮炎更加顽固，治疗也更棘手。其辨证的要点在于整体体质辨证和局部皮损辨证相结合，二者不可偏废。整体辨证，如形体的胖瘦、体质的强弱、皮肤的润燥、肤色的明晦、神情的动静、言语的速迟等，均可资辨证。局部辨证如皮疹干燥流滋、水疱有无、疹色明暗、皮疹厚薄、范围大小、分布部位等，也都是辨证依据。两相结合，才能比较准确地辨证论治。

湿疹多湿，湿为阴邪，易伤阳气，故治湿多以温药和之。湿邪在表，最直接的方法就是以辛温药散之，此法几乎贯穿湿疹治疗的始终。寒凉药当中病即止，或常与辛温药合用。很多医家惧怕辛温药会让湿疹皮损加重，实践证实这种担心是不必要的。慢性湿疹皮损干燥脱屑，未必是血虚风燥而用养血滋阴润肤之药，仍当合用治湿之品。

二、湿疹六经辨析

湿疹发于肤表，故多现太阳表证，呈太阳夹湿、夹饮之证，常用麻黄加术汤；若湿郁化热，或湿与热合入里，可呈太阳、阳明合病而夹湿、夹饮之证，常用麻杏苡甘汤、越婢加术汤、麻黄连翘赤小豆汤、五苓散等；

急性湿疹发作剧烈时，多现阳明湿热证，常用泻心汤、茵陈蒿汤、栀子柏皮汤等；反复发作者，以少阳疏泄不利，三焦湿邪阻滞不畅，而呈现少阳证，或与太阳、阳明相合，常用柴胡剂，如小柴胡汤、大柴胡汤、柴胡桂枝汤、柴胡加龙骨牡蛎汤等。

湿邪日久，损伤阳气，或本阳虚湿邪不化，可呈现三阴证，如太阴、少阴、厥阴等。太阴脾虚，湿邪不化，常用茯苓饮，严重者理中汤、附子理中汤；后期血虚夹湿，常用当归芍药散；素体少阴阳虚，肾之气化失司，水湿内盛，常用真武汤、肾气丸；湿邪稽留日久，阳气不振，无以祛除水湿，以致肌肤失于濡润，干燥异常，常用桂枝去芍药加麻黄附子细辛汤；病久正气不足，湿邪久蕴化热，虚实夹杂，顽固难愈，瘙痒无度，常用大黄附子汤顿挫之。

三、湿疹常用经方辨证要点

（一）麻杏苡甘汤方证

1.病案举例

患者，男，33岁。初诊日期：2010年11月8日。

患者湿疹反复发作3年。3年来于面颈及上肢、手、胸前、腹部等部位反复出现红斑、丘疹、水疱，瘙痒，无明显季节性。曾于外院给予激素等抗过敏治疗，效果不佳，3年来皮疹一直未消，皮疹渐呈瘀暗之色。前医曾考虑光化性皮炎，给予抗组胺西药及清热利湿中药治疗未效。

患者形体壮实，精神状态好，皮肤黝黑；上述部位之皮疹散发，瘀暗而黑，显干燥，无渗液，伴见抓痕、血痂；舌偏暗，苔根黄厚，脉弦滑。因见其皮疹已干燥明显，无渗液，故给予温清饮加味：当归 10g，川芎 5g，赤芍 10g，生地黄 15g，黄连 6g，黄芩 10g，黄柏 10g，山栀子 10g，荆芥 10g，白鲜皮 30g，生薏苡仁 30g，茯苓 15g，苍术 10g。7 剂。

二诊（11 月 15 日）：瘙痒不减，皮疹出现明显渗液。皮疹若有渗液、肿胀等湿邪表现，不宜使用当归剂。急改予麻杏苡甘汤合桂枝茯苓丸加味：麻黄 12g，杏仁 15g，生薏苡仁 60g，桂枝 15g，茯苓 20g，桃仁 15g，赤芍 15g，丹皮 15g，地肤子 30g，生地黄 30g，炙甘草 10g。7 剂。

三诊（11 月 22 日）：瘙痒基本消失，渗液已不明显，瘀暗之皮疹颜色转淡。前方继服 7 剂。然患者未忌口，饮食不慎，皮疹再度反复，渗液再度加重。前方去桂枝茯苓丸：麻黄 12g，杏仁 15g，生薏苡仁 60g，茯苓 20g，地肤子 20g，土茯苓 60g，羌活 10g，独活 10g，牡丹皮 10g，炙甘草 10g。7 剂。

四诊（11 月 29 日）：皮疹好转，瘙痒基本消失。继服 7 剂。

五诊（12 月 6 日）：原瘀暗之皮疹颜色明显退去，瘙痒消失。患者非常高兴，诉 3 年来皮疹一直未退，此次效果如此之好，叹中医太神奇了！

前方再加入桂枝茯苓丸：麻黄 12g，杏仁 15g，生薏苡仁 60g，桂枝 15g，茯苓 20g，桃仁 15g，赤芍 15g，牡丹皮 15g，羌活 10g，独活 10g，地肤子 30g，土茯苓 60g，炙甘草 10g。此方连服 21 剂。皮疹瘙痒完全消退而愈。

2.麻杏苡甘汤辨证要点

（1）湿疹、皮炎等急性发作时，皮疹肿胀、糜烂渗液、瘙痒剧烈，舌苔白厚或白腻，形体不虚，肌肤腠理偏紧密者，可考虑使用本方，能迅速控制渗液及瘙痒。麻杏苡甘汤常与麻黄加术汤、桂枝麻黄各半汤、麻杏石甘汤、越婢加术汤等合方使用。

（2）凡湿疹、特应性皮炎呈反复发作之慢性过程中，皮疹干燥甚、脱屑、瘙痒剧烈时，若形体不虚，肌肤腠理偏紧密，皮色暗黑，舌体胖大，苔白厚或白腻者，非阴虚不濡肌肤也，乃水湿郁表、肌肤不濡也，常用本方发越水湿，见效甚捷。不可见皮疹干燥脱屑而滥用滋阴养血润肤之法。此时之用麻黄，并非解表，乃"发越水气"之法，多用于各种慢性湿疹、特应性皮炎、顽固性斑块性银屑病、慢性红皮病等。此时麻黄用量宜大，往往15~30g，甚或更大，且应久煎，以减其解表发汗之能，而发越水气之力更著。

（3）急、慢性湿疹、荨麻疹，若病情不甚急迫时，一般可以荆芥、防风代替麻黄，余谓之"变通麻杏苡甘汤"，临床很常用。然发作急迫，瘙痒剧烈时，麻黄为必用之药，或再合用荆芥、防风、羌活、独活之类解表疏风药，方获捷效。常有心悸者，一般不用麻黄，仲景有明言："若下之，身重、心悸者，不可发汗。"此处言发汗，主要指以麻黄之类峻发汗。若有符合本方证者，亦可以荆芥、防风、羌活、独活代替麻黄。

（二）越婢加术汤方证

1. 病案举例

患者，女，25岁，怀孕5个月。初诊日期：2010年4月29日。

患者头皮、四肢对称性大片浸润性红斑、丘疹、渗液3个月余，初因怀孕未敢就医，自用中药外洗，病情逐渐加重。至4月27日，皮疹渗液肿胀，瘙痒剧烈，前医给予头孢呋辛及葡萄糖酸钙、维生素C静滴抗炎、抗过敏，中药疏风清热、健脾利湿治疗，外用 3% 硼酸溶液湿敷，氧化锌油外涂，不能控制病情。

患者形体偏胖，头皮及双肘部、双下肢泛发红斑、丘疹、肿胀，渗液明显，瘙痒剧烈；稍怕冷，口干甚；舌稍红，苔稍黄腻，脉滑数带弦。初考虑患者整体体质偏虚，故予五苓散合平胃散加减：猪苓 10g，茯苓 10g，泽泻 15g，白术 10g，桂枝 6g，厚朴 10g，陈皮 10g，地肤子 15g，车前子（包煎）15g，苦参 10g。3 剂。外用同前。

二诊：药后稍有好转，渗液略减，仍瘙痒剧烈。瘙痒剧烈，为太阳表邪不能宣透。且综观其体质，当属实证，故改予荆防败毒散加苦参、白鲜皮、地肤子等解表清里：荆芥 10g，防风 10g，土茯苓 90g，茯苓皮 15g，羌活 10g，独活 10g，柴胡 10g，前胡 10g，枳壳 10g，桔梗 10g，怀山药 30g，白鲜皮 15g，地肤子 15g，苦参 10g，车前子（包煎）10g，甘草 5g。4 剂。外用法同前。

三诊：药后稍有好转，渗液减少，瘙痒虽减但仍较剧烈。患者催促用最快之办法。经考虑后，给予越婢加术汤加味：麻黄 10g，生石膏 60g，苍术 15g，地肤子 15g，大枣 30g，炙甘草 6g，生姜 10g。4 剂。

四诊：药后渗液明显减少，基本变干燥，略有流滋，瘙痒减轻。前方加量麻黄至 12g，地肤子 20g，加白鲜皮 20g。继服 4 剂。

五诊：皮疹明显消退，遗留色素沉着，仅小腿胫前少许红疹未退。前方麻黄减为 6g，服 5 剂。未再复诊。

直至半年后，患者再来，诉已产一男婴，活泼健康。现湿疹略有复发，要求诊治云云。

2.越婢加术汤辨证要点

（1）越婢汤常用于荨麻疹、湿疹、接触性皮炎、药物性皮炎、银屑病等急性发作期，疹色鲜红、瘙痒剧烈，皮疹或舌象表现有水湿者。若局部皮疹肿胀、渗液明显、口渴、尿少者，越婢加术汤更为常用。因白术利湿，使湿邪从汗、小便两途而出，效果更佳。热甚口渴、疹色鲜红者，石膏可重用至 60~90g；湿热重、痒甚，更可配入白鲜皮、地肤子、薏苡仁等。

（2）红皮病常一身弥漫性红斑肿胀，皮肤脱屑如糠秕，甚则纷纷如落叶，四肢肿胀，日久皮肤干燥如枯木、瘙痒剧烈，烦躁不寐。若形体不虚，舌体偏胖大，苔白厚，口干，尿少（或不明显），肿胀（常下肢明显），越婢加术汤对证用之能收非常之效。

（三）五苓散方证

1. 病案举例

患者，男，69 岁。

患者 2 个月余前左手背部外伤，自行敷药未愈，渐形成一溃疡。日久又出现溃疡周围及整个手、前臂部肿胀、红斑疹、水疱，瘙痒，并延及右手类似皮损。外院曾给予地塞米松等抗过敏治疗 2 个月，未改善。

现左手背一溃疡，约 4cm×4cm 大小；溢脓，溃疡周围肿胀；双手、前臂红斑疹、小水疱，略渗液；舌淡红，苔白厚，脉沉。初诊给予消风散 7 剂，外用参柏洗液、三黄洗剂。药后未效，症状反而加重。局部肿胀更甚，密集红斑、丘疹、丘疱疹、水疱，渗液明显，瘙痒剧烈；舌暗红，苔淡黄厚，脉沉。

二诊时仔细考虑，此阳明里湿热为甚，亟宜清热利湿止痒，方予五苓散去桂枝加味：猪苓 15g，茯苓 15g，泽泻 20g，白术 15g，车前子（包煎）10g，车前草 15g，白鲜皮 30g，地肤子 20g，薏苡仁30g，苦参15g，枳壳5g。2剂。外用3%硼酸溶液湿敷，氧化锌油外涂，溃疡处以消炎油纱（医院自制中成药）日日换药。

三诊：药后明显好转，肿胀、渗液减少，仍瘙痒较甚。前方加土茯苓90g以加强利湿，加荆芥10g、羌活10g酌以疏风。3剂。

四诊：药后瘙痒明显减，肿胀基本消失；皮疹颜色明显减轻，局部无渗液，干燥，少许脱屑，溃疡明显缩小。前方再作调整，继服11剂，皮疹瘙痒完全消退，溃疡亦见愈合。

2. 五苓散辨证要点

（1）凡皮肤诸疾有水疱、糜烂、渗液、肿胀、风团等表现者，均可认为有水液失衡之病机存在，本方可调节之。故湿疹、接触性皮炎、荨麻疹、手足癣、丘疹性荨麻疹、水痘、带状疱疹、汗疱疹、天疱疮等皆可适用本方，单用或合方使用。

（2）急性皮肤病反复不愈而成慢性皮肤病后，肿胀、水疱、渗液已消，呈现干燥、脱屑，甚至皲裂状态，多认为此乃血虚风燥、肌肤失养所致，然以当归饮子养血润肤无效，当考虑水湿久蕴不化，亦可导致肌肤不濡而干燥脱屑，如常见的慢性剥脱性唇炎、慢性湿疹、皮肤瘙痒症、进行性指掌角化症等，宜用本方加减。

（四）当归四逆汤方证

1. 病案举例

患者，男，50余岁。初诊日期：2007年1月18日。

患者双小腿郁滞性皮炎3年余，久治不愈，反复发作。近3个月症状加重，双小腿红肿、流滋、瘙痒、疼痛，行走困难，痛苦不堪。他医给予抗生素、抗过敏西药，及清热利湿止痒中药等治疗无大改善。查：双小腿大片弥漫性暗红斑、肿胀；左小腿肿胀严重，皮色鲜红，扪之肤温高，伴明显压痛；红肿部位部分糜烂渗液、流滋；余处干燥、脱屑；患者形体显壮实，但明显怕冷；舌偏暗红，舌苔白，脉弦细。

小腿红肿灼热疼痛、渗液流滋，此乃阳明证，下焦湿热所致，宜四妙散；而反复数年不愈，形寒畏冷，小腿肿胀而色暗红，必有正气已虚，又兼血寒瘀滞，为太阳、太阴证兼夹瘀，宜当归四逆汤。合则太阳、阳明、太阴三经之病，取上二方相合以温经散寒、活血止痛，兼以清热利湿解毒。处方：当归15g，桂枝20g，赤芍10g，大枣30g，细辛6g，木通10g，银花藤45g，牛膝30g，黄柏10g，生薏苡仁30g，苍术15g，泽兰30g，桃仁10g，草薢30g，甘草5g。4剂。外用参柏洗液，以水稀释后外洗患处，氧化锌油涂糜烂渗液处。

二诊：药后好转很多，肿胀明显消退，再服3剂。

三诊：进一步好转，但仍怕冷，疲倦。此为阳气不足，无以温煦，前方加熟附子（先煎）30g。4剂。

四诊：基本不流滋，疼痛减轻。前方继服7剂。

五诊：小腿肿胀疼痛明显消退，仅左小腿内侧略有流滋，余皆干燥，脱屑。药已建功，宜进一步扶阳以鼓舞正气，扫荡余邪。前方附子加量至45g，草薢减至15g，银花藤减至30g，牛膝减至15g，黄柏减至5g，薏苡仁减至15g，加茯苓10g，继服8剂。

六诊：疼痛完全消失，肿胀消，左小腿皮肤显光滑，遗留暗褐色色素沉着，无明显脱屑，稍痒。遂改服桂枝茯苓丸合四妙散加减：桂枝15g，茯苓15g，赤芍30g，桃仁15g，牡丹皮15g，苍术10g，草薢30g，生薏苡仁15g，泽泻15g，黄柏10g，熟附子（先煎）

15g，泽兰 15g，路路通 15g。21 剂巩固。半年后以他病来诊，皮肤病未复发。

2. 当归四逆汤辨证要点

下肢郁滞性皮炎常有使用本方的机会，以手足冰冷、麻木，或疼痛，或青紫、瘀斑、发绀等末梢循环不良见症为辨证之依据。本方亦常用于冻疮、雷诺现象、系统性硬化症、肢端青紫症、脉管炎、皮肤血管炎等病症。

（五）桂枝去芍药加麻黄附子细辛汤方证

1. 病案举例

患者，男，14 岁。初诊日期：2010 年 10 月 25 日。

患者有特应性皮炎，自小发作，多方就医，病情时轻时重，反复发作。来诊时全身皮肤干燥，可见暗红斑、脱屑、抓痕、血痂，尤以颈、胸部、四弯部位（肘窝、腘窝）为甚，呈大片污秽色肥厚性皮疹，阵发性瘙痒剧烈；舌质偏暗，舌体胖大边齿印，苔淡黄而滑润，脉沉略弦。

初诊考虑皮疹枯燥，此乃阴血不足，肌肤不荣，给予滋阴除湿汤加减：生地黄 15g，玄参 10g，茯苓 15g，泽泻 15g，白鲜皮 15g，当归 10g，蛇床子 10g，丹参 10g，生薏苡仁 30g。7 剂。药后效果不显，瘙痒仍剧烈。

二诊时注意到其舌象信息，患者虽皮疹枯燥而肥厚，似乎为阴虚肌肤失养所致，然观其舌象——舌体胖大，舌质偏暗，舌边略有齿印，舌苔淡黄而滑润，皆一派水饮之舌象。故知此乃水湿寒饮夹风寒之邪，久蕴肌肤，稽留不去，导致肌肤失养，而呈皮疹枯燥而肥厚也。结合患者体质，虽无汗出，但体质稍偏虚不实，脉沉略弦。

故给予桂枝去芍药加麻黄附子细辛汤加味以温阳散寒，发越水气寒湿：麻黄 9g，熟附子（先煎）15g，细辛 6g，桂枝 10g，荆芥 10g，防风 10g，羌活 10g，独活 10g，茯苓 10g，生薏苡仁 120g，大枣 20g，生姜 10g，炙甘草 6g。7 剂。外用复方蛇脂软膏外涂，佐以局部润肤。

三诊：服药后好转很多，瘙痒明显减轻，皮肤干燥、脱屑减轻，颈部皮疹渐显光滑。患者家长异常高兴，谓这么多年的求医吃药，还没有一次见效这么快的。

后以此方化裁，间断调治 1 个月余。皮疹、瘙痒基本消失，皮肤显光滑而停药。次年 3 月，患者再次皮疹、瘙痒小复发一次，仍以前方加减治疗有效。

2. 桂枝去芍药加麻黄附子细辛汤辨证要点

（1）本方活用治疗湿疹，重在取方中麻黄轻可去实，能彻上彻下，彻内彻外，宣透玄府毛窍，流通气血，破癥坚积聚；附子配桂枝，振奋阳气，鼓邪外出；细辛辛温，能除冷风顽痹，祛风寒湿邪；姜、枣、草安中和胃，使祛邪而不伤正气。故以本方加减，亦可用于顽固而久治不愈的银屑病、系统性硬化症、皮肤血管炎等。

（2）反复发作的特应性皮炎、顽固性的慢性湿疹。若皮疹久治不愈，皮疹泛发，以颈部、四弯部皮疹严重，甚或全身发作，呈枯燥甚至肥厚状态，颜色多污秽，或略有流滋，无鲜红斑疹出现，此皆风寒之邪夹饮，久蕴肌肤，稽留不去，又常因过用寒凉清热利湿之品，使风寒湿之邪愈治愈深，最后胶结不开，凝于肌肤，肌肤失于濡养，而现枯燥肥厚污秽之象。同时，风寒湿邪稽留日久，伤及阳气，正气不足，更难祛邪外出。若以一般之疏风解表除湿药，犹如隔靴搔痒，毫无作用。本方温阳散寒，鼓舞正气，开玄府，透毛窍，使凝结于肌肤内之风寒湿邪涣然冰释，其病可愈。

（六）桃核承气汤方证

1.病案举例

患者，女，40岁。初诊日期：2007年2月2日。

近5天来，患者无明显诱因突然出现头面、躯干、四肢泛发红斑、丘疹，蔓延遍身，势如燎原，瘙痒剧烈，烦躁甚；正值经期，经色暗量少；稍腹痛，大便不爽。视其形体壮实，肤色较暗，皮肤干燥；唇暗，口稍干；舌暗红，有瘀斑，苔白，脉弦稍数。

四诊合参，此乃太阳、阳明合病，夹瘀。因久有瘀血内阻，此次突然外感风热之邪，两邪相搏，而成瘀热内结之象，故发全身皮疹弥漫，瘙痒剧烈；又正值经期，瘀血内结，阻滞不通，则经暗量少，腹痛。治当活血通腑、清热疏表，予桃核承气汤加味：桃仁10g，桂枝15g，酒大黄6g，芒硝（后下）10g，炙甘草15g，金银花15g，连翘15g。2剂。

二诊：药后经下较多瘀血块，大便日行3次，皮疹瘙痒明显减轻，烦躁亦明显减，皮肤干燥。改予桂枝茯苓丸合温清饮化裁：当归10g，川芎5g，赤芍10g，生地15g，黄连6g，黄芩10g，黄柏10g，桃仁10g，丹皮10g，桂枝10g，茯苓10g，生薏苡仁15g，连翘15g，山栀子10g，荆芥10g。4剂。

三诊：药后皮疹基本消失，仍有轻痒，再服4剂而愈。

2.桃核承气汤辨证要点

（1）不论湿疹，或是其他皮肤病如带状疱疹、荨麻疹急性发作、系统性红斑狼疮皮肤病变、胃肠型过敏性紫癜皮肤病变等，有瘀血见症且急迫者，或伴疼痛拒按、大便秘结；或伴腹痛、下血紫黑；或伴精神不安、烦躁等，均有适证使用之机会。

（2）体质强壮，形体不虚；肤色多偏暗；精神不安、烦躁症状突出；皮病严重，呈急迫状态。

（3）舌有瘀血征象，如暗紫、暗红，舌底脉络迂曲；脉多沉涩。

（七）大柴胡汤方证

1.病案举例

患者，男，37岁。初诊日期：2009年9月2日。

患者颈、胸、腰部及双侧腹股沟、阴囊部起红斑疹瘙痒反复4年，多家医院求治均无明显改善。来诊时见上述部位起红色斑、丘疹，部分呈轻度苔藓样变，脱屑；阴囊部明显肥厚，呈枯树皮样外观；形体壮实，一身拘紧感，心下有抵抗感；口稍干，不苦；二便可；舌苔黄厚，舌质瘀暗，脉弦滑。

四诊合参，此属少阳、阳明合病夹瘀证，予大柴胡汤合桂枝茯苓丸加减：柴胡15g，黄芩10g，枳实10g，法半夏12g，赤芍15g，大枣20g，桂枝10g，茯苓15g，桃仁10g，牡丹皮10g，苍术10g，地肤子20g，土茯苓30g。7剂。外用皮肤康洗液外洗，三黄洗剂外搽，阴囊部位以消炎止痒霜外搽。

二诊：药后症状好转很多，瘙痒明显减轻。患者诉服此方人最为轻松，一身拘紧感顿消，黄厚苔减，脉滑略弦。药已中的，守前方，继服 7 剂。

三诊：药后瘙痒消失，皮疹基本消退，阴囊树皮样肥厚皮疹大为改观，嘱继服前方以求巩固，7 剂。后未再来复诊。

2. 大柴胡汤辨证要点

（1）大柴胡汤适应之体质：多壮实，肌肉紧张，尤其是"三高症"（高血压、高血脂、高血糖）、肥胖症患者，腹部膨满，按之有抵抗感，多现大柴胡汤证。

（2）应用大柴胡汤时，合方机会亦很多，如兼水饮时合方五苓散；兼血虚水盛时合方当归芍药散；兼瘀血时合方桂枝茯苓丸；兼下焦蓄血时合方桃核承气汤；兼脾胃痰湿时合方平胃散；兼阳明湿热时合方茵陈蒿汤等。

（八）真武汤方证

1. 病案举例

患者，女，43 岁。初诊日期：2006 年 12 月 12 日。

患者小腿散发红斑、丘疹反复 2 年，久治不愈。现局部暗红斑、丘疹，皮疹干燥、脱屑，瘙痒；平素感疲劳甚，倦怠乏力；怕冷，口干苦，咽干；舌体胖大，舌质淡暗，苔白润，脉沉细。

予真武汤加减：熟附子（先煎）40g，干姜 20g，苍术 10g，茯苓 20g，淫羊藿 20g，砂仁（打碎后下）10g。3 剂。

二诊：皮疹瘙痒减轻，精神好转，口干苦及咽干均减轻。守方连服 20 剂，诸恙全消，精神振奋。

2. 真武汤辨证要点

（1）不论皮疹如何，但见以下之突出证候如：形寒畏冷，面㿠无华，倦怠欲寐；身重乏力，面浮肢肿；四肢沉重，小便不利；

舌淡暗，舌体胖大，苔白厚，或白滑润，脉沉细等，均当考虑为阳虚水盛之真武汤证。不必因疹色鲜红，或肌肤灼热，或瘙痒、疼痛剧烈而有所顾虑，不敢用此温热之剂。待阳气来复，"离照当空，阴霾四散"，不治皮而皮疹自消，不治痒、痛而痒痛皆除，且形寒畏冷、乏力倦怠诸症亦解。

（2）根据笔者的临床经验，患者更多见于本方证基础上，表现出诸多与阳虚证相反的证候，如：口干，不恶寒反恶热，汗出如水，喜吹空调，甚或背热如灼、口鼻如冒火等貌似火热症状。此皆阳虚太过，浮阳不敛之象。不论皮疹如何，但当温之、潜之、收之、敛之，导龙入海，引火归元，于本方基础上配伍龙骨、牡蛎、磁石等介类潜降之品方为得当，万不可恣用寒凉，戕伐阳气，导致病情深重难救。

（九）大黄附子汤方证

1. 病案举例

患者，男，79 岁。

患者因咳嗽咳痰、胸痛 9 个月，活动后气促 6 个月，在美国当地医院经检查后确诊为肺癌（小细胞癌，广泛期）。2010 年 1 月回国在肿瘤科住院，经放疗及对症处理后症状有所缓解。

2010 年 3 月患者出现全身皮肤多发暗红色斑丘疹，瘙痒。皮肤科会诊考虑湿疹样皮炎，给予各种抗过敏西药及中药内服外治，皮疹瘙痒缓解不明显，故邀笔者会诊。刻诊：皮疹瘙痒剧烈，干咳无痰，气促；胸痛，口干；食纳可，大小便可。体查：精神较疲倦，形体消瘦，皮肤暗黑粗糙而致密；躯干、四肢散发暗红色斑、斑丘疹，无水疱，无渗液；舌质暗红，瘀斑点点，舌底脉络紫暗而迁曲，苔黄根厚，脉弦而有力，重按稍减。PET/CT（2009年12月）：右上肺叶占位性病变，直径约5.3cm，考虑为恶性肿瘤；双肺、纵隔、锁骨上窝多发转移灶和卫星灶及膈角后淋巴结转移。CT（2010年3月）示：右肺下叶背段肿块（大小约4.1cm×3.5cm），结合病史，符合肺癌，并右侧胸膜、纵隔及右肺门多发转移；右侧少量胸腔积液；少量腹水。

四诊合参，此乃虚实夹杂、本虚标实之复杂病机，属少阴、太阴、阳明合病，夹饮夹瘀，既有阳虚正衰之虚，又有寒饮、瘀毒化热之实；治当既温阳扶正，又散寒逐饮、破瘀泻实；处方予大黄附子汤、四逆汤、麻杏石甘汤、桃核承气汤等合方化裁：熟附子（先煎）20g，大黄10g，麻黄10g，肉桂（后下）15g，干姜15g，生石膏（先煎）60g，桃仁10g，红花10g，芒硝（后下）15g，槟榔10g，牵牛子10g，白鲜皮30g，莪术15g，牡丹皮15g，大枣30g，生姜10g，炙甘草9g。

外用：生川乌15g，生草乌15g，酒大黄30g，路路通100g，牡丹皮30g，白鲜皮60g，百部50g，苦参30g。水煎外洗。

服药5剂，皮疹瘙痒明显减轻，后出院带药再服十数剂，皮疹瘙痒基本消失。

6月时再次住院行EP化疗2周期，皮疹瘙痒有复发，再次邀笔者会诊，仍以原方合苏子降气汤化裁（因此次气喘明显），服后皮疹瘙痒好转。

2.大黄附子汤辨证要点

一些顽固性皮肤病如慢性荨麻疹、慢性湿疹、皮肤淀粉样变、银屑病、蕈样肉芽肿，或恶性肿瘤致皮肤瘙痒等，瘙痒常异常剧烈，对各种治疗方法均抵抗。考其证情，多本虚标实、虚实夹杂，既有寒湿瘀毒腑实蕴结于内，又有阳虚正衰无以逐邪于外。以本方为基础方进行加减，能收迅速顿挫病情、减轻症状之效。

（十）肾气丸方证

1. 病案举例

患者，男，70 岁。初诊日期：2008 年 4 月 18 日。

患者耳后、双小腿对称性红斑、丘疹伴瘙痒 1 年，曾多次就医治疗仍反复发作。来诊时见耳后、双小腿对称性红斑、丘疹，皮疹色暗不鲜，伴脱屑、干燥，皮肤枯燥无华；平素疲倦乏力，膝以下冷，夜尿次数多，且尿有腥臭味，否认糖尿病；舌体胖大，舌苔白厚，脉弦稍硬。

四诊合参，乃少阴阳衰，兼夹水饮，给予肾气丸加减。处方：熟附子（先煎）3g，肉桂（后下）3g，桂枝 5g，茯苓 15g，泽泻 15g，怀山药 20g，山茱萸 10g，牡丹皮 10g，熟地黄 30g，羌活 5g，白芷 5g。7 剂内服。外用消炎止痒霜。

二诊（4 月 25 日）：药后皮疹瘙痒减轻，夜尿次数明显减少，且尿腥臭味亦明显好转，精神好转。前方再服 17 剂。皮疹瘙痒基本消失，精神很好，小便亦好很多。

2. 肾气丸辨证要点

本方证以老年性慢性湿疹为多见，其他如老年性皮肤瘙痒症、肛门瘙痒症、糖尿病性瘙痒症、银屑病、慢性丹毒等亦有使用之机会。患者常表现出皮肤枯燥、发黑，呈慢性经过，局部皮疹炎症已不明显，而整体功能衰退，表现出疲倦、下半身冷感、腰膝酸软、夜间尿频数、口干。

湿热证治点滴 / 黎德育

湿热证在广东地区颇为常见，普通百姓亦较认同，常主诉以"湿气重"求诊。祛湿药的使用广泛，食疗亦常使用薏苡仁、扁豆、莲子、芡实、怀山药等药物煲汤，可以说祛湿之法深入民心，中医对湿热证的认识和正确辨证颇为重要。

湿热证是指由湿邪和热邪混合侵犯人体的一系列表现，既有内因亦合外因，华南地区属亚热带地区的气候，其外因不可忽视，亦应考虑当地的饮食习惯对脾胃的影响，其平素的体质状况与发病有一定关系。

一、脾胃湿热的临床特点

五脏六腑中，脾为喜燥恶湿之脏，凡脾为湿困或脾虚不化，均影响脾之运化，则化水湿或升清功能为之减弱，亦影响胃之受盛、腐熟、和降的功能。湿热证最常见的类型是脾胃湿热，对脾胃湿热的认识是辨治湿热证的常规要求，只有知常才能达变。

据临床观察，脾胃湿热有以下"三不二黄"的特点：疲倦而睡不安，饥饿而不欲食，大便通而不畅，是为"三不"，以一词概括之，是为"不爽"。另外，脾胃湿热常具有尿黄赤和苔黄腻的"二黄"特点。临证中，患者常以累、烦、纳差、腹胀闷等主诉为多。医者掌握"三不二黄"的特点，即可判断是否为湿热证。

二、湿热证的治则方药

湿邪为患，可合风、寒、暑、热，而南方地区，湿与暑、热合病多见，清热祛湿之法使用频率最高，在湿热证的治疗中，应遵守《温病条辨》提出的三点禁忌：一曰不可发汗，"汗之则神昏耳聋，甚则目瞑不欲言"；二曰不可攻下，"下之则洞泄"；三曰不可滋润，"润之则病深不解"。唯以芳香苦辛、轻宣淡渗之法，宣畅气机，利湿清热，方属恰当。

在方剂的选择中，清热祛湿常用三仁汤、甘露消毒丹、藿朴夏苓汤等加减。三仁汤乃治疗湿温初起，邪在气分之主方，《温病条辨》指出："惟以三仁汤轻开上焦肺气，盖肺主一身之气，气化则湿亦化也。"三仁汤在利湿之中，兼有清热之力，适用于湿温初起、湿重热轻者。藿朴夏苓汤出自《医原》，其在利湿之中，兼有疏表之用，适用于湿温初起、表证较明显者。甘露消毒丹录自《温热经纬》，本方夏令暑热季节最为常用，王士雄曰："此治湿温时疫之主方也。"本方以身热困倦、口渴尿赤、苔白腻厚或干黄为辨证要点，适用于湿热并重者。

三、经验祛湿方的方证相应

在日常的诊疗中，脾胃湿热治疗的方证选择，笔者结合了三仁汤、藿朴夏苓汤、甘露消毒丹三方的特点，组成清热祛湿的常规方剂——祛湿方。本方选择藿香10g、厚朴10g、土茯苓30g、半夏10g、茵陈10g、黄芩15g、连翘20g、石菖蒲10g、薏苡仁30g、神曲20g、淡竹叶10g、蒲公英20g共十二味中药配伍而成。

方中重用黄芩、连翘、土茯苓，黄芩清热解毒而燥湿；连翘清上焦、宣肺气，并助黄芩清热；土茯苓淡渗利湿，合茵陈、淡竹叶、薏苡仁引湿从下焦而走。上述诸药治湿功从清利。而化湿药则选择性温的藿香、川厚朴、石菖蒲、半夏以悦脾除湿。其中藿香、石菖蒲以芳香化湿为长，厚朴以行气化湿为妙，半夏以燥湿降逆为主，共奏温化湿邪之功。方中加入神曲一味，确为神来之笔。综观历代祛湿方中，消食化湿鲜见，脾为湿困，食滞则生，互为恶性循环，故加神曲以消食健脾，更化湿浊之积。诸药相伍，清热化湿，悦脾和胃，湿热得清，中焦升清降浊功能运转正常，诸症自愈。

该方治疗脾胃湿热所致的失眠、口中异味、纳差、疲倦、腹胀腹痛、便烂便秘、胸闷心烦、咳嗽、感冒发热、湿疹等症，只要具有"三不二黄"的方证特点，即可放心加减治疗，疗效尚可，尤其适用于经常熬夜、抽烟喝酒者，本方已被特制成固定冲剂在医院药房供应。同时，感冒愈后，亦常见疲倦肢困、胸腹烦闷、纳差等湿热症状，往往一二剂见功。

四、脾胃湿热的合并症

湿邪伤脾，中焦受阻，湿与热结，脾胃湿热由生，谨记湿热之犯，或单纯脾胃湿热，或他症合见湿热，均不忘化湿之法参与其中，达到守正出奇。若说脾胃湿热多因气候和饮食因素影响所致，那么，其合并症常为其固有体质参与变化而来。脾胃湿热常合并以下变化，不妨一看。

1.脾虚湿热

既有脾胃湿热的"三不二黄"特点，亦有本脏脾虚的表现，如舌淡，或胖，或边存齿印，脉滑但缓或稍弱，平素肥胖肌软而怕风易汗等。脾虚湿热患者更强调体质因素的影响，因此对平素的起居饮食、喜恶寒热、汗出及二便均应详细问询，以了解患者平素有无脾虚体质的存在。此体质之人，多见体形肥胖，肤白肌软，怕风易汗，多食而困倦，大便偏烂，舌淡脉缓。治疗应遵循"脾旺不受邪"的古训，可在上方中去茵陈，减黄芩、连翘的量，加生黄芪、生白术以助健脾化湿，或芡实、扁豆、怀山药亦可选用。

2. 阳虚湿热

此类患者亦应考虑体质因素，平素怕风怕冷，忌食寒凉，易腹泻，四肢欠温，其病机为脏腑功能不足，以阳虚为过，阳虚则水谷难化，湿从内生，郁久化热。叶天士曾经举酒客患湿温之例："酒客里湿素盛，外邪入里，里湿为合。在阳旺之躯，胃湿恒多，在阴盛之体，脾湿亦不少，然其化热则一。"表明阳旺与阴盛之体均可产生湿，亦可化热。不过阳旺之躯，则热重于湿；阴盛之体，则湿重于热。医者不可误辨。阳虚湿热，当标本同治，温阳化气与清热利湿同行，可用祛湿方去蒲公英、黄芩，加附子、干姜。寒热并用之法在《伤寒论》中多有论述，附子泻心汤、乌梅丸、黄连汤等是其代表。

脾虚湿热和阳虚湿热，均有共同点：本虚标实，脏腑功能不足合并湿热。当湿热散去，"三不二黄"症状改善时，表明邪的出路已解决，但我们还应治疗另一层次的问题，即邪的来路。要避免湿热证的复发，必须解决其根本——脾虚与阳虚。因此后期须遵循健脾益气与温阳化气的原则，选择四君子汤、肾气丸等以治其本，正所谓治法随标本的转化而变化，是中医之辨与变的要求。

3. 脾胃湿热夹肝郁

此类患者从体质角度分析，可了解到其平素性格耿直、烦躁。从症状、体征而言，兼有舌暗红或杨梅舌，脉弦滑。肝与脾胃是木土关系，相克为用，因而清热利湿同时加入柔肝之品，白芍一味即可，既可入肝经，又可利小便。若是肝郁脾虚或阳虚，兼有腹泻倾向，可加麦芽，以达疏肝升脾之效。

4.上热中湿下寒

此类患者体质壮实，有舌质暗红、苔黄腻、大便黏滞、尿黄的湿热症状，又有失眠、口干苦、心烦胸闷、手心热、面色黄暗有光泽等上热症状，同时伴有腰膝冷、疲倦、腿冷等下寒表现。患者有乌梅丸的上热下寒，但无乌梅丸的中虚寒痢和四逆症状，其中焦被湿热阻滞，表现出腹胀、便烂臭、手热脚冷。此类上热中湿下寒为大温脾丸方证，是三阴病合并湿热证，临床多见。

五、湿热证的饮食宜忌

深圳地区湿热证患者很多，与其移民城市的特点有关，多数人保持在家乡的饮食习惯——嗜辛辣，喜酒浆，狂吃肉，大碗端。殊不知，在广东生活二三年后，体质慢慢适应了岭南水土，饮食也应渐渐转变为广东人的清淡才相宜。可是，口味不变，与潮湿的亚热带气候结合，湿热慢慢影响胃肠道的消化，出现腹胀、胃纳不香。更为奇怪的是，胃纳不佳时，患者常不去找中医调理，而是去找辣椒，更是火上加油。因此，门诊中遇到湿热证患者，很多都说胃口很好，往往问诊找不到纳呆一症，医者应明白是辣椒在作怪的缘故。因此，忌辣是避免湿热证产生的重要因素。

还有香的、甜的、冻的食品等都应少吃，油炸之香属辛味，甜则甘壅，冻则伤脾，均属影响脾胃消化之品。总之，在岭南地区，从饮食角度看，保持清淡饮食，适当三分饥，是避免脾胃湿热的最佳选择。

六、病案

案 1 患者，男，57 岁。初诊日期：2015 年 10 月 21 日。

主诉：失眠 1 周。刻诊：失眠，入睡难，梦多早醒；口中异味，腹微胀，纳差；大便黏滞，尿黄；舌淡红，苔黄腻，脉滑。处方：藿香 10g，厚朴 10g，土茯苓 30g，半夏 10g，茵陈 10g，黄芩 15g，连翘 20g，石菖蒲 10g，薏苡仁 30g，神曲 20g，淡竹叶 10g。4 剂后，失眠明显好转，大便转调，尿黄转清，守上方 5 剂善后。

案 2 患者，女，37 岁。初诊日期：2008 年 11 月 18 日。

主诉：咽部不适 1 年，皮肤蚁行刺痛感 1 个月。现病史：患者近 1 年咽部不适，咳少许白痰；近 1 个月全身皮肤蚁行或针刺痛感；大便黏滞；舌质暗红，苔黄腻，脉弦细。处方：藿香 10g，川朴 10g，土茯苓 30g，半夏 10g，黄芩 10g，连翘 10g，茵陈 10g，竹叶 10g，薏苡仁 20g，菖蒲 10g，荷叶 15g，荆芥 5g，白芍 10g，神曲 10g，砂仁（后下）5g。4 剂后，皮肤蚁行刺痛感好转八成，守上方去砂仁，5 剂善后。

経方在呼吸道疾病中的运用／陈建芳

呼吸道疾病是临床常见病、多发病，有急性的呼吸道感染，亦有慢性呼吸道疾病，笔者常用经方治疗此类疾病，疗效确切，以下举例说明。

案 1：支气管炎伴肝损害

患者，女，46 岁。身高 1.58m，体重 49kg。初诊日期：2015 年 9 月 29 日。

主诉：咳嗽 3 周。

现病史：患者因支气管炎入院。肝功能示：天冬氨酸氨基转移酶（AST）122.3 IU/L，丙氨酸氨基转移酶（ALT）293.1 IU/L；尿常规：白细胞酯酶（1+），白细胞 76 个 /μL；心电图示：一度房室传导阻滞；肺功能示：小气道功能减退；肺 CT 示：支气管炎。咳嗽 3 周，始于咽痛，院内外输液已 15 日，咳嗽未能缓解。刻下：咳嗽，痰黏难出，胸闷气短；中脘不适，易嗳气；形体偏瘦，面色黄偏暗，烘热汗出阵作；月经量少、色黑已 2 年，现已停经 3 个月；二便调，夜寐可；舌苔薄白，舌质暗淡，脉软弦。

既往史：患者慢性浅表性胃炎伴糜烂（2015 年 6 月胃镜检查）史，幽门螺杆菌（Hp）333，经抗菌治疗 2 次；乳腺实性结节和双侧乳腺增生史。

建议患者停止输液，患者决定出院，并采用纯中药治疗。

方用柴胡桂枝合半夏厚朴汤加桔梗。处方：柴胡 12g，黄芩 10g，姜半夏 12g，党参 10g，炙甘草 9g，生姜 9g，大枣 10g，桂枝 12g，白芍 10g，厚朴 15g，茯苓

10g，苏子 10g，桔梗 12g。每日 1 剂，水煎服。

二诊（10 月 8 日）：药后咳嗽减少，气急减轻，烘热汗出减；4 日前月经至，量不多，色转红，2 日即净。复查尿常规已正常。予原方 7 剂。

三诊（10 月 15 日）：基本无咳嗽，但闻异味易咳，伴胸闷，胃已适，嗳气少，烘热汗出偶有，乳房胀痛；苔薄白，脉软。原方 7 剂。

四诊（10 月 22 日）：4 日前阴道出血，持续 3 日，量较前增多，色正常，自觉与以前正常月经相似；咽中不适，痰少，多食脘易胀；大便调，尿稍频；舌脉如前。原方去桂枝、白芍，7 剂。

后定期复诊，从五诊（11 月 3 日）起开始换方以调经和调治胃病为主，期间 2015 年 11 月 26 日复查肝功能：AST 22.9 IU/L，ALT 33.4 IU/L。末次就诊时间为 2016 年 1 月 13 日，患者气色转红润，肤色转亮，有光泽，月经恢复正常，已连续 4 个月月经按期至、色、量均如常。

案 2：支气管扩张

患者，女，58 岁。身高 1.58m，体重 54kg。初诊日期：2014 年 10 月 15 日。

咳嗽 20 余年。患者诉从 20 余年前起经常咳嗽，后出现痰中带血，曾于外院诊断为支气管扩张，多次输液治疗。患者反复咯血，每逢天气温度变化或上呼吸道感染则症状加重。

刻诊：形体偏瘦，面色黄暗；咳嗽痰黄，胸闷气短，脘中不适，嗳气；大便干结，腹部尚有抵力；舌苔稍白，脉稍弦。方用大柴胡汤合桂枝茯苓丸。处方：柴胡 12g，制大黄 6g，枳壳 12g，黄芩 10g，姜半夏 12g，白芍 10g，大枣 10g，生姜 6g，桂枝 12g，茯苓 10g，丹皮 12g，桃仁 10g，赤芍 10g。每日 1 剂，每天 2 次。

复诊时，痰已少，咳也减，嘱患者以后每天头低脚高 45 度倒卧半小时，以引流积痰。守方。

三诊（2015 年 9 月 6 日）：患者服药已近 11 个月，面部气色转润泽，除了每天引流有一小口黄痰，其余无不适。守方间断服用，时加用八珍颗粒以扶助正气。

2016 年春节期间不慎外感，咳嗽，拖延 10 余日后来诊，亦予中药治疗而愈。

案 3

患儿，男，6 个月。体重 5.25kg。初诊日期：2015 年 11 月 24 日。

2015 年 9 月患儿出生 3 个多月时因呼吸道感染住院 15 天，出院后不久病发又入院，9 月 25 日因病情加重遂转入重症监护室，至 11 月 19 日出院。出院诊断：①重症肺炎；②先天性心脏病（房间隔缺损）；③呼吸衰竭；④败血症；⑤心功能不全；⑥真菌感染；⑦脑发育不全。黄煌教授看诊。

刻下：声音低微，头汗多，手冷，大便不成形。予理中汤：党参 10g，白术 10g，炮姜 5g，炙甘草 5g。10 剂。煎取 150ml，每次 10ml，每日 3 次。

二诊（11 月 30 日）：微信随访，患儿近日咳嗽渐少，痰也渐少，每天吃奶约 60ml，服中药约 20ml。

2015 年 12 月 2 日下午 6 时许，患儿父亲来电诉，患儿今日咳嗽加重，呛咳，哭闹，无法入睡，就诊于社区医院，听诊肺部湿啰音，部分区域呼吸不佳，建议住院，家属拒绝，遂来电就诊。

结合以往病史，笔者处以真武汤合三拗汤：制附子（先煎）6g，白术 15g，白芍 15g，茯苓 15g，干姜 10g，炙麻黄 5g，杏仁 10g，炙甘草 10g。2 剂。因为以往吃奶、服中药均不多，故嘱其久煎浓液，少量多次频服，能服多少便服多少。12 月 4 日上午 8 时许，患儿父亲诉其服药第一天变化不大，第二天咳嗽明显减少，痰也减少，可正常入睡，吃奶较前稍增多，以前输液从未有如此又快又好的效果。再次于社区医院听诊，医生诉病情好转，且精神状况良好。此方一剂药需服数日。12 月 15 日反馈：无咳嗽咳痰，每次吃奶 50~60ml。嘱其改服黄煌教授开的理中汤，以期逐渐恢复消化功能。

体会

以上 3 个病案，均为临床常见的呼吸道疾病。案 1 中患者为上呼吸道感染未能及时控制，以致迁延 3 周，即使输液 15 天，病情仍未缓解，仍咳嗽、胸闷气短，出现支气管炎，还出现肝损害，肺功能示小气道功能减退，予柴胡桂枝合半夏厚朴汤，既治疗迁延性咳嗽，又兼顾其胃炎，且恢复月经，疗效满意。案 2 为有 20 余年支气管扩张史的患者，根据其漫长病史和体质状态，选用大柴胡汤合桂枝茯苓丸，以期慢慢改变肺和气管器质性病变，结合引流，也取得满意疗效。案 3 中患儿先天不足，体弱多病（体重轻，虽脸型较圆，但四肢皮肤皱纹多，据家长诉其身体和臀部皮包骨头），出生 3 个多月便因呼吸道感染入院 15 天，出院后不久又因重症肺炎、呼吸衰竭转入重症监护室，期间出现心功能不全、败血症、真菌感染等，还有先天性心脏病（房间隔缺损）、脑发育不全等疾病，在重症监护室经抗感染等治疗后好转出院。后采用中药调治，好转期以理中汤治疗有效；上呼吸道感染发作期用真武汤合三拗汤温阳宣肺化痰，效果既快又好。

《经方》编后记

随着网络的飞速发展、信息爆炸时代的来临，在海量的资讯面前，我们往往有望洋兴叹之感慨，如何获得真实可靠的专业信息、升级自身知识技能？精纯的经方学术研讨哪里寻？怎样提高交流效率？在经方之火冉冉升起的当代，满腔的经方真情、喜悦的临床实意、热诚的分享交流，这是多少同仁的经方梦啊！推出《经方》这样一个专业出版物是非常及时和有必要的。本丛书突出经方医学的学术性，顺应时势应运而生，为广大经方同道搭建起一个具备真知灼见、擅长诊疗特技、交流经验心得、注重仲景学术的经方研究交流平台。

经方诊疗团不断收到同道来稿，几乎每篇都能感觉到作者对经方的坦诚和热情，读来鼓舞人心！但限于各方面的要求，只好忍痛割爱，优选文稿通过微信版发布、精选文章编辑成书。所选文章具有简洁明快、真实可验、个性鲜明、论据客观的特点，读来让人激扬共鸣、启迪心智、拓宽思路、增广经验。需要说明的是，在处理来稿中，"挂一漏万"的缺憾在所难免，祈望各位同仁大力支持，为传承发扬经方医学添砖加瓦，为打造绿色经方家园而努力奋斗！

经方诊疗团

2023 年 3 月

征稿启事

本丛书的性质为公益性学术出版物，目的为促进经方医学的临床与学术交流，以"围绕诊疗实用、紧贴经方临床、引导理论探讨"为特色，读者对象为广大经方同道以及重视实践的经方爱好者。由南京黄煌经方医学研究中心学术部组织，于2015年陆续出版，《经方》出版方式分纸质版与微信版，两者内容不重复，优秀文章经微信版发布，精华文章经纸质版发布。纸质版将不定期由中国医药科技出版社结集出版并公开发行。微信版请通过搜索微信号"jingfangzazhi"加关注。

希望可以引起全社会对经方的更多关注和广泛参与，展现"大道至简"，最终实现"经方惠民"的宏伟目标。

本丛书主题内容为经方医学方面的"理论探讨、医史文献、临床研究、经验交流、实验研究"等。出版以来得到经方同仁的大力支持，现长期征求文稿，具体要求如下：内容真实、表述鲜活、务必原创、未经发表（含纸质及网络媒体），文章形式不拘一格，字数不限（倡导简洁精当），欢迎图片、照片文稿。来稿请用word文档格式发至jingfangzazhi@163.com邮箱，并请在文末附明作者的姓名、性别、出生年月、职称、职务、研究方向或医疗特长、电子邮箱、电话、邮编、通讯地址或单位全称等简介内容。欢迎广大的医学工作者与经方爱好者踊跃投稿，对所有投稿一周内回复用稿意见，对作者无职称、专业、年龄、国籍等限制，亦不产生审稿费、版面费等费用，对入选纸质版文稿的作者将赠送两本当期图书。

经方诊疗团

2023年3月